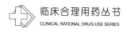
临床合理用药丛书
CLINICAL RATIONAL DRUG USE SERIES

蛇毒血凝酶

临床应用指南

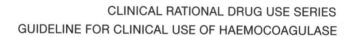

CLINICAL RATIONAL DRUG USE SERIES
GUIDELINE FOR CLINICAL USE OF HAEMOCOAGULASE

主编 冯华 季楠 史录文

U0218986

 中国协和医科大学出版社

图书在版编目（CIP）数据

蛇毒血凝酶临床应用指南/冯华，季楠，史录文主编.—北京：中国协和医科大学出版社，2017.9

ISBN 978-7-5679-0847-5

Ⅰ.①蛇…　Ⅱ.①冯…②季…③史…　Ⅲ.①蛇毒-临床应用-指南

Ⅳ.①R996.3-62

中国版本图书馆 CIP 数据核字（2017）第 132041 号

临床合理用药丛书·蛇毒血凝酶临床应用指南

主　　　编：冯 华　季 楠　史录文
责 任 编 辑：许进力　高淑英
丛书总策划：林丽开
本书策划：许进力　边林娜

出 版 发 行：**中国协和医科大学出版社**
　　　　　　（北京东单三条九号　邮编100730　电话65260431）
网　　　址：www.pumcp.com
经　　　销：新华书店总店北京发行所
印　　　刷：北京瑞禾彩色印刷有限公司

开　　　本：889×1194　1/32 开
印　　　张：5.25
字　　　数：120 千字
版　　　次：2017 年 9 月第 1 版
印　　　次：2017 年 9 月第 1 次印刷
定　　　价：42.00 元

ISBN 978-7-5679-0847-5

《临床合理用药丛书》
蛇毒血凝酶临床应用指南
编委名单

编写指导专家委员会（以姓氏笔画为序）

王 杉　王贵强　韦军民　申昆玲　史录文

冯 华　朱明炜　刘元波　刘昌孝　孙 琳

狄 文　张力伟　季 楠　金有豫　胡 欣

修典荣　徐英春　黄晓军　瞿所迪

主 编 冯 华　季 楠　史录文

副主编 刘元波　朱明炜　孙 琳　修典荣

编 委（以姓氏笔画为序）

王 莉　北京大学国际医院

史亦丽　中国医学科学院北京协和医院

史录文　北京大学药学院

冯 华　第三军医大学第一附属医院（西南医院）

邢瑞娴　首都医科大学附属北京天坛医院

朱明炜　北京医院

刘元波　首都医科大学附属北京天坛医院

刘颖斌　上海交通大学医学院附属新华医院

许静涌　北京医院

孙 琳　首都医科大学附属北京儿童医院

李 凯　首都医科大学附属北京儿童医院

李光耀　北京大学第三医院

李智飞　北京大学第三医院

杨莉萍　北京医院

狄 文　上海交通大学医学院附属仁济医院

张兴安　广州军区广州总医院

张伶俐　四川大学华西第二医院

张金洁　四川大学华西第二医院

陈卫东　安徽中医药大学药学院

陈悦丹　首都医科大学附属北京天坛医院

季　楠　首都医科大学附属北京天坛医院

赵　杨　中国医学科学院北京协和医院

赵　明　北京医院

段京莉　北京大学国际医院

修典荣　北京大学第三医院

殷　霞　上海交通大学医学院附属仁济医院

高志强　中国医学科学院北京协和医院

郭家龙　湖北医药学院附属太和医院

梅佳玮　上海交通大学医学院附属新华医院

龚　侃　北京大学第一医院

彭　翔　北京大学第一医院

韩　晟　北京大学药学院

程　石　首都医科大学附属北京天坛医院

曾宪涛　武汉大学中南医院

谢远龙　武汉大学中南医院

蔡　林　武汉大学中南医院

谭　亮　第三军医大学第一附属医院（西南医院）

翟所迪　北京大学第三医院

总　序

"因病施治，合理用药"这一医疗原则为历代医学家所遵循。随着人们对健康关注度的日益增高，如何安全、有效、经济地使用药物已成为全社会关心的热点问题。据世界卫生组织（WHO）统计，全世界都存在不合理用药问题，我国在合理用药方面同样存在较大隐患，药品的不合理使用或浪费现象仍然存在，尤为突出的是抗感染药物的不合理应用。

WHO对合理用药的定义：患者能够得到适合于他们的临床需要的药品，以及正确的用药方法（给药途径、药物剂量、给药间隔和疗程）。这些药物必须是质量可靠、可获得的。生物医学标准是：安全、有效、经济、适当。具体内容包括：药物正确无误；用药指征适宜；疗效、安全性、使用及其价格对患者适宜；剂量、方法、疗程妥当；用药对象适宜，无禁忌证，不良反应小；调配无误，包括药品信息的提供；患者依从性好等。

在国内，临床医生是合理用药的主要施行者。医生的正确诊断，药师的审方，用药的途径、药物来源途径，药物和药物之间的相互作用、药物和食物之间的相互作用等是影响合理用药的关键。因此，临床医生需要遵循正确的患者、正确的药物、正确的剂量、正确的用法、正确的时间这5个关键。

这套临床合理用药丛书是由工作在一线的临床医生和临床药师共同完成的。在通读全书后，我认为本丛书有几个非常鲜明的特点：一是实用性，作为指导用书的丛书，从临床医生的实际需求出发，紧密结合临床用药实践。介绍了相关疾病主要适应证的用药方案，特殊人群的用药方法、不良反应及影响因素，更具有针对性。二是创新性，这是本丛书的一大亮点，系统阐述了药物的起源、研究历程、药物的构效关系等，为临床医生提供了拓展阅读。三是延伸性，介绍了药物的监测、答疑及权威机构的推荐等。

当然，合理用药随着医药学的发展，也会不断地更新。我们希望这套丛书能成为临床医生的案头工具，对合理用药起到积极作用。

金有豫

首都医科大学　药理学教授

序 言

冯华、季楠和史录文三位教授主编的《蛇毒血凝酶临床应用指南》是一部指导合理使用蛇毒血凝酶专著。

脑出血分为外伤性脑出血和自发性脑出血，是血管神经外科的重要疾患，治疗效果目前尚不能令人满意。我国的国家卒中登记研究（China National Stroke Registry，CNSR）显示，脑出血病人占急性脑血管意外住院病人的23.1%，其中46%的病人在发病一年内死亡或留下严重残疾。目前临床针对急性脑出血的治疗手段主要在于强化降压、控制颅内压、外科手术和止血治疗。2016年发布的双盲临床试验INTERACT2结果显示，急性脑出血病人积极降血压治疗并不能降低死亡率和致残率。另外，在2012年完成的多中心临床试验显示：与头颅CT、临床观察等监测手段相比，颅内压监测对重型颅脑创伤病人生存期的改善并不显著。STICH和STICH Ⅱ两项针对幕上脑出血的大样本临床试验结果则显示：与内科保守治疗比较，早期行开颅血肿清除术不能明显降低病人的死亡率和致残率。而重组活化凝血因子Ⅶ应用于急性脑出血的Ⅲ期临床试验（FAST）中，作为主要评价指标的90天时严重残疾和死亡比例均未得到改善。总之，目前针对脑出血的治疗仍然存在很多困难。

早在1767年，Fontana就首先报道蛇毒的凝血和抗凝作用，提示蛇毒中存在药理活性成分。研究表明：蛇毒血凝酶可特异性地作用于血管破损部位，引起血小板聚集并促使纤维蛋白原降解生成纤维蛋白Ⅰ单体，进而交联成纤维蛋白，促进出血部位血栓形成。蛇毒血凝酶在达到局部止血作用，不会引起其他健康血管内血栓形成而导致脑缺血的发生，有可能在脑出血的治疗及神经外科手术止血发挥作用。

另外，多项动物及临床试验表明：蛇毒血凝酶可广泛应用于外伤或手术所造成的全身各脏器出血的止血治疗。本书旨在为临床医师提供蛇毒血凝酶详尽的合理用药方法，从相应适应证着手，强调在特殊人群的应用，并逐一阐述了用药安全性，相信对神经外科具有较强的临床指导价值。

中国科学院院士

国家神经系统疾病临床研究中心主任 赵继宗

首都医科大学附属北京天坛医院神经外科学系主任、教授

2017 年 5 月 25 日

前　言

蛇毒中包含多种影响机体凝血过程的蛋白水解酶。其中一类重要的蛋白酶是具有类凝血酶性质的在凝血过程中起重要作用的丝氨酸蛋白酶。自 1957 年开展对蛇毒血凝酶的研究以来，国内已有 5 种蛇毒血凝酶上市，应用于各脏器出血与出血性疾病。

我国以苏灵为代表的蛇毒血凝酶在外科手术以及围术期均得到了广泛应用，同时还应用于治疗内科出血疾病，如肺结核的咯血、上消化道出血和颅内出血等。临床大样本数据系统评价证实了蛇毒血凝酶在出血疾病中的止血作用和安全性。通过决策树模型的成本效果分析，尖吻蝮蛇血凝酶在降低神经外科手术后血肿的发生上有着重要的药物经济学价值。

为了让不同学科的医生及患者系统地了解蛇毒血凝酶，规范蛇毒血凝酶在临床上的应用，我们组织了一批第一线的临床专家和药学专家，共同编写了临床合理用药丛书《蛇毒血凝酶临床应用指南》，旨在为更多医生提供更多、更详细的有关药物合理应用信息。本书有别于一般的临床药理书籍，内容更为系统丰富，理清了蛇毒血凝酶研发的历史脉络，详尽地总结了蛇毒血凝酶的基础研究、临床前研究、临床研究以及目前在临床上的应用。梳理了各科手术以及出血、咯血、呕血情况下蛇毒血凝酶的使用情况，总结包括了特殊人群、儿童及老年患者的临床用药情况。同时总结了在临床大样本使用过程中观察到的不良事件及处理。梳理了药物之间的相互作用。阐明了蛇毒血凝酶的药物经济学价值。从各个角度全面总结，力求为广大一线人员提供全面、系统的参考。

希望本书的出版能为临床止血药物的合理应用尽绵薄之力！

编　者

2017 年 5 月

Contents 录

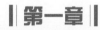

‖第一章‖

蛇毒血凝酶的起源

第一节 蛇毒血凝酶的发现

我国自古就有"一朝被蛇咬，十年怕井绳"的说法，被蛇咬伤后，若是处理不当，将严重威胁人们的生命安全。毒蛇更是五毒之首，足见毒蛇的毒性和攻击性对人心理产生多么大的恐惧。然而，就是这些让人心惊胆战的毒蛇，因为它毒液中的特殊剧毒成分，反倒引起世界医学界的高度兴趣。

蛇分泌毒液的原始目的，是杀死猎物，同时借助毒液的消化作用享用吞下的猎物。蛇毒毒液兼具防御功能，帮助蛇在野外很好地生存。其实，蛇毒还有很多药用价值。《本草纲目》中记载：蛇有祛风通络止痹镇痛攻毒之功效。蛇毒可以用于制造抗毒血清，用于蛇伤中毒的治疗。抗蛇毒血清的使用最早可以追溯到 1896 年。时至今日，国内外治疗蛇伤中毒仍以抗蛇毒血清为首选。因此，在国际药材市场上，蛇毒一直是紧缺和价格昂贵的药材，蛇毒的价格是黄金的数十倍。

蛇毒具有重要的医疗价值，蛇毒生物活性成分众多，主要包含蛋白酶和多肽，随着蛋白分离纯化技术的不断发展，毒蛇中的许多生物蛋白活性成分也逐渐地被分离纯化出来。研究者们在生物活性功能、毒理学、药理学等方面对其进行深入研究，以期将毒蛇中有效的药用成分应用于人类疾病治疗上。目前针对毒蛇中所含的有效药物活性成分所展开的药物研究和临床应用主要集中于抗血栓、止血、抗癌和镇痛方面。

根据其作用机制，蛇毒分为血液毒素、神经毒素、细胞毒素及混合型毒素。科学家发现，某些蛇毒提取物作用于血液系统，效果显著。1767 年，Fontana 首先报道蛇毒的凝血和抗凝作用，提示蛇毒中可能存在影响血液系统的药理活性成分。1936 年，Klobusitz 和 Konig 以矛头蝮蛇蛇毒为研究对象,首次获得部分纯化的类凝血酶。目前为止,科学家已在 30 余种蛇毒中分离纯化出 40 余种类凝血酶组分,其中已确定一级结构的有 30 余种。目前,部分类凝血酶已作为止血或抗凝药物上市并广泛应用于临床。此外据报道,蛇毒提取物还可以用于治疗小儿麻痹症、中风瘫痪及各种疼痛。另外,有研究表明其具有一定的抗肿瘤作用。

那么,我国的毒蛇有哪些种类?蛇毒的成分是什么?蛇毒有哪些生理药理效应?它在临床上有什么具体的用途呢?

一、毒蛇分类

现今世界上生存的蛇类,已知的约有 3000 种。我国已发现约 207 种蛇,其中毒蛇有 60 多种,隶属 4 科,即:

1. **游蛇科**:是种类最多的一类,但绝大部分是无毒蛇,仅有 10 种是有毒蛇。如绞花林蛇、中国水蛇等。

2. **海蛇科**:为海产蛇类,都是有毒蛇,如半环扁尾海蛇、青环海蛇等。

3. **眼镜蛇科**:都是有毒蛇,如金环蛇、眼镜蛇等。

4. **蝰科**:都是有毒蛇,可分为两个亚科,没有颊窝的,属蝰亚科,如北极蝰等;有颊窝的,属蝮亚科。

有人把蝮亚科独立为蝮科,可分两属,头似烙铁状,头背面无大型鳞片的为烙铁头属,如竹叶青等;头背面具大型对称鳞片的为蝮属,蝮属蛇类在我国有尖吻蝮蛇(五步蛇,蕲蛇)、高原蝮、雪山蝮及蝮蛇等。

蝮属蛇类在我国分布地域最广,动物学家认为在我国至少可以分为 6 个蝮蛇亚种,在东北地区有 3 个亚种,即蛇岛蝮蛇,东北陆地白眉蝮蛇和黑眉蝮蛇,江浙蝮蛇为另一种亚种,如短尾蝮蛇和尖吻蝮蛇。

二、蛇毒简介

蛇毒是毒蛇头部毒腺分泌的有毒液体,它本是毒蛇的一种消化液

（相当于人类的唾液），却有极其强烈的毒性。新鲜毒液呈蛋清样黏稠液体，具有特殊的腥味。

蛇毒是很多物质组成的混合物，通过化学分析，其中绝大部分是具有毒性的蛋白质类或多肽类物质，其分子量较大，不能透过正常的皮肤和黏膜，但若进入溃疡面或黏膜等处，则可被吸收，造成中毒。

蛇毒具有一般蛋白质的特性，凡是可使蛋白质沉淀、变性的各种理化因素也都有破坏蛇毒的作用。例如：强酸、强碱、还原剂、氧化剂、酚类、酒精、重金属盐均能使其结构遭到破坏；加热和紫外线照射可导致其毒性部分或全部丧失。蛋白酶能水解蛇毒，人的消化液（唾液、胃液、胰液等）对蛇毒也有一定的破坏作用。

三、蛇毒的主要成分

近年来，随着分离提纯技术的发展，很多蛇毒蛋白得到纯化。目前研究人员比较关注的可用于临床医疗的蛇毒组分主要有：蛇毒血凝酶、血循毒素、神经毒素、神经生长因子和细胞毒素等。

1. **蛇毒血凝酶**：类凝血酶常见于蝰亚科、蝮亚科、眼镜蛇科，其中在蝮亚科蛇毒中分布最广，含量也最丰富。大部分蛇毒血凝酶的相对分子量在 30,000~50,000 范围内，由一条肽链组成，具有多个二硫键，通常不含游离巯基。它们绝大多数是糖蛋白，有些类凝血酶糖含量最高可达 36%。蛇毒血凝酶是蛇毒中与血浆凝血酶性质相似的一类酶的总称。迄今为止，已发现 30 余种蛇毒中含有类凝血酶，其中大部分得到分离提纯和特性分析，部分类凝血酶的氨基酸序列业已被测定。

蛇毒血凝酶按药理作用，可分为起抗凝作用的降纤酶和起止血作用的蛇毒血凝酶。降纤酶是一种能溶解纤维蛋白原和纤维蛋白的酶，通常为单组分；蛇毒血凝酶则常为多组分，除了起止血作用的类凝血酶，还含有 FXA（磷脂依赖性凝血因子 X 激活物），因此具有类凝血酶样作用和类凝血激酶样作用。FXA 可以激活第 X 因子，在磷脂、X 因子和钙离子的参与下，形成凝血酶原激酶，使凝血酶原转变为凝血酶。

2. 血循毒素：血循毒素常见于五步蛇、竹叶青等蛇毒中。血循毒素种类繁多，成分也十分复杂，包括出血成分、心脏毒素等，主要作用于心血管及血液系统。其中心脏毒素是蛇毒中由 15~17 种氨基酸、60 个氨基酸所组成的碱性多肽，对机体具有广泛毒性，危害性最大。

3. 神经毒素：神经毒素主要存在于金环蛇、银环蛇和海蛇的毒液中，相对分子质量 6,000~12,000。其主要化学成分是由 15~18 种氨基酸，61~74 个氨基酸所结合而成的肽链。神经毒素能抑制中枢神经系统，尤其是延髓呼吸中枢。

4. 神经生长因子：神经生长因子是神经营养因子中最早被发现，目前研究最为透彻的一种神经细胞生长调节因子，具有神经元营养和促突起生长的双重生物学功能。神经生长因子包含 α、β、γ 三个亚单位，活性区是 β 亚单位，是由两个 118 个氨基酸组成的单链通过非共价键结合而成的二聚体，与人体神经生长因子的结构具有高度的同源性，生物效应也无明显的种间特异性。

5. 细胞毒素：蛇毒细胞毒素是蛇毒的主要毒性组分之一，它是由 60~63 个氨基酸残基组成的含大量疏水性残基的强碱性多肽，由 4 个二硫键交叉连接的单链组成，相对分子质量为 6,000~7,000，占蛇毒总蛋白的25%~60%。蛇毒细胞毒素可作用于细胞膜上，导致细胞膜结构改变而释放细胞内容物，故又被称为膜毒素。

四、蛇毒的生理药理效应

蛇毒作为一种生物毒素，可对人类和畜类的生命安全造成严重危害。蛇毒对于机体既有强烈的生理效应，也有明显的药理活性。其独特的生理药理效应尤其是它在临床所取得的显著疗效，引起国内外研究者的高度关注。

1. 蛇毒的生理效应：

（1）局部作用：①疼痛：蛇毒对感觉神经末梢的直接作用以及组织

肿胀、炎症反应等可造成受伤部位的疼痛，疼痛性质为灼痛，刀割样疼痛。②肿胀和皮下淤血：主要与蛇毒类的一些酶类（如磷脂酶 A、透明质酸酶等）以及机体中影响血管舒缩运动的生理活性物质（如组胺、缓激肽等）的释放有关。③伤口出血：蛇毒中的蛋白水解酶、抗凝及促凝血毒素等毒性成分，引起血管破坏、血凝障碍，导致伤口出血。④水泡、血泡及组织坏死：主要为蛇毒中蛋白水解酶、磷脂酶等对局部作用所引起。

（2）全身作用：①对神经系统的作用：蛇毒对神经系统的作用广泛而复杂，它对周围神经系统以及中枢神经系统有一定的毒性，可造成感觉及运动障碍，患者出现全身酸痛、四肢无力、麻木、甚至瘫痪等多方面中毒症状。尤其重要的是神经毒素对呼吸中枢的抑制作用。二者常是神经毒、混合毒蛇咬伤后导致患者死亡的重要原因。②对心血管系统的作用：各种蛇毒对心血管系统都有一定的毒性，尤以血循毒最为突出。中毒后主要引起机体的心血管功能障碍，通常早期有短暂兴奋。随着血液循环系统中蛇毒浓度的升高，可由短暂兴奋转入抑制，心脏搏出障碍、心室颤动，甚至心肌坏死，直至心力衰竭。蛇毒还可以破坏毛细血管内皮，引起内出血或外出血；同时可使血纤维蛋白原变为纤维蛋白，形成血凝块，促进血液凝固。③对机体其他方面作用：蛇毒对各个系统、器官、组织几乎都有毒性。如蛇毒可引起肾脏损害出现蛋白尿、血尿等，当红细胞大量破坏后，高铁血红蛋白大量沉积，堵塞肾小管，甚至可以出现急性肾衰竭。

2. **蛇毒的药理效应：**

（1）抗凝作用：蛇毒中含有抗凝成分降纤酶，为类凝血酶的一种，具有纤维蛋白原降解活性，可抑制血栓形成；诱发组织型纤维蛋白溶解酶原激活剂的释放，减弱纤维蛋白溶解酶原激活剂的抑制因子的活性，促使纤维蛋白溶解；此外还能降低血液黏度，增加血液流动性，延长凝血酶原时间和凝血时间；降低血管阻力，改善微循环。但对其他凝血因子及血小板数量无明显影响。

（2）止血作用：蛇毒血凝酶作用于纤维蛋白原，降解并释放 A 肽或 B 肽形成纤维蛋白，该纤维蛋白首尾相连形成可溶性纤维蛋白多聚体，在血管破损处激活的凝血因子使纤维蛋白以共价二聚体形成交联，吸引血小板聚集，最后形成不溶的血凝块发挥止血作用。

（3）镇痛作用：1933 年，Chen 和 Robinson 首次发现眼镜蛇毒液的稀释液有镇痛的作用，之后研究证明起镇痛作用的是其中的神经毒素。神经毒素能抑制中枢神经系统，尤其是延髓呼吸中枢。对周围神经系统的作用主要是阻断神经-肌肉接头处冲动信号的传导，导致骨骼肌尤其是呼吸肌瘫痪，其阻断作用属于竞争性抑制。神经毒素按作用部位、作用方式分为两种类型：一种是作用于神经-肌肉接头处的突触后膜。神经毒素与突触后膜胆碱能受体相结合，竞争性抑制乙酰胆碱的作用，从而导致骨骼肌松弛，故称突触后神经毒素。另一种是作用于神经-肌肉接头处的突触前膜，抑制突触前膜乙酰胆碱的释放。机体中毒后，这两种作用方式协同作用，双重阻断神经-肌肉接头的信号传递，引起骨骼肌呈弛缓性麻痹。由于蛇毒神经毒素用于临床止痛具有无成瘾性，无依赖性，药效较吗啡类药强，预计今后在治疗神经性疾病以及肿瘤晚期的镇痛方面或许会取得较好效果。

（4）对神经疾病的作用：蛇毒中含有神经生长因子，对维持神经系统正常功能发挥重要作用。神经生长因子可以调节神经元的生长、存活、分化所需蛋白质的合成及影响神经元形态可塑性，维持神经元正常功能，并能在其受到损伤后促进神经元的修复和再生。神经生长因子还可增强机体免疫系统能力，刺激吞噬细胞的活性，进而调节免疫功能。神经生长因子在促进神经再生、修复中的作用将为治疗帕金森症、抑郁症、老年性痴呆症以及糖尿病性神经病变、外周神经损伤等带来新的治疗思路。

（5）抗肿瘤作用：蛇毒中含有的细胞毒素主要通过 4 个方面发挥抗肿瘤的作用：①破坏肿瘤细胞的细胞膜，干扰膜转运机制，然后与膜受体结合杀伤肿瘤细胞。②抑制肿瘤组织内的血管再生，从而抑制肿瘤生长。③直接杀伤肿瘤细胞。通过激活补体，促进自然杀伤细胞活性，增强淋巴细胞数目、吞噬和黏附功能来提高机体的免疫功能杀伤肿瘤细胞。④破坏细胞周期监控机制，杀伤 G_0/G_3 期的细胞，同时阻滞 S 期细胞进入 G_2/M 期造成 S 期的细胞堆积。研究表明细胞毒素对体外培养的肿瘤细胞具有溶解作用，尤其是恶性肿瘤细胞。近年来蛇毒又被用于研究治疗癌症。如果把蛇毒中的蛇毒细胞毒素分离出来，注入人体随血液循环扩散至全身各处，专门杀死癌细胞，攻克治疗癌症这道难关就大有希望了。

上述各蛇毒中具有医疗价值的有效成分在现代高科技的纯化分离技术及科学严格的质量控制手段下，正在逐步进入安全的临床医疗中。此外，由蛇毒制取的降纤酶（抗凝）和蛇毒血凝酶（止血）目前正广泛用于临床，对此本文将予以重点讨论。

五、蛇毒的临床用途

蛇毒是人类迄今为止研究最多，利用最多的动物毒素。由于其独特的药理活性和良好的临床效果，蛇毒制剂在临床上用途较为广泛。

1. 蛇伤首选——抗蛇毒血清：毒蛇的毒液，可制备特效药——抗蛇毒血清。抗蛇毒血清的使用历史已达百年之久。用蛇毒少量多次注射动物后，动物产生的抗体经提纯，得到内含高价抗蛇毒抗体的抗蛇毒血清。当被蛇咬后，蛇毒进入机体，对人而言，它就是抗原。注射的抗蛇毒血清中含有相应的抗体，抗体和蛇毒抗原特异性结合形成复合物，使毒素丧失活性，并由机体的吞噬细胞处理，从而使毒素失去了对人的毒性作用。如果不幸被毒蛇咬伤，在初步处理伤口后，注射抗蛇毒血清越及时，对机体就越有利。

2006 年，英国利物浦热带医学院的西蒙·瓦格斯塔夫和同事共同研制出了一种新型抗蛇毒血清，这种新型抗蛇毒血清不用依赖蛇毒刺激抗体，而是使用了花斑毒蛇补充毒液时表现活跃的基因。它比传统解毒剂更有效，用于被不明毒蛇咬伤的人身上时依然有较好效果。

2. **蛇毒来源的镇痛剂**：2007 年，巴西圣保罗布坦坦研究所研究员维塔尔·布拉西尔从响尾蛇毒液中研制出一种新型镇痛剂。这种新型镇痛剂不仅药效比常用的镇痛剂好很多，而且没有吗啡那样的副作用，未来有望用于各种慢性病，尤其是用来缓解癌症引起的疼痛。目前美国 FDA 已批准了 2 个蛇毒神经毒作为药物，一个治疗顽固性神经痛和癌痛的 Cobrotoxin，一个是用于治疗关节痛的 Nyloxin。我国也研制出克洛曲等药物，临床上用于治疗三叉神经痛、坐骨神经痛、偏头痛、疱疹疼痛等，效果较好。

3. **降血压药物**：20 世纪 70 年代初期，由塞尔吉奥·恩里克·费费拉领导的巴西研究小组在南美蝮蛇毒液中发现了一种肽，可以令血管膨胀，从而降低血压。这种肽后来被统称为缓激肽增强因子，它可以阻滞血管紧张素 I 向血管紧张素 II 的转化。美国制药商百时美施贵宝利用缓激肽增强因子，研制出第一批血管紧张素转化酶抑制剂，这种药物名为卡托普利，现被普遍用于治疗高血压和某些心脏疾病。另外，利钠肽也是潜在的降压药物。最早从蛇毒腺中分离的利钠肽来自于东非绿曼巴蛇，随后又从拟角蝰蛇、细鳞太攀蛇等蛇种中分离出利钠肽。

近年来蛇毒又被用以治疗癌症。蛇毒中的蛇毒细胞毒素，具有专门破坏细胞和细胞膜的作用。如果把蛇毒中的蛇毒细胞毒素分离出来，注入人体随血液循环扩散至全身各处，专门杀死癌细胞，那么，攻克治疗癌症这道难关就大有希望了。蛇毒还可治疗瘫痪、小儿麻痹症等。此外，蛇毒在抗凝与止血方面也发挥着重要作用，由蛇毒制取的降纤酶和蛇毒血凝酶广泛用于临床，我们将在后面章节进行详细介绍。

（翟所迪　李光耀）

第二节 蛇毒血凝酶的研究历程

蛇毒血凝酶是一类酶，是同源性很高的酶的混合物，经分离提纯可得到用于止血的蛇毒血凝酶和用于降纤抗凝的降纤酶。目前，由蛇毒血凝酶发展而来的两类药物有用于止血的蛇毒血凝酶注射液和用于抗凝的降纤酶注射液。

第 17 版《新编药物学》记载，东菱精纯克栓酶（降纤酶）和立芷雪（蛇毒血凝酶）都曾简称为巴曲酶（注：立芷雪于 2009 年从国内退市），欠妥当，医务人员容易混淆，导致误用，应该注意区别。目前，为规范该类蛇毒制剂的应用，我国一般将用于止血的蛇毒制剂通用名叫做蛇毒血凝酶，而将用于抗凝的蛇毒制剂称为降纤酶或去纤酶。现在，立芷雪通用名称已改为"注射用蛇毒血凝酶"，其他蛇毒血凝酶通用名称也不用巴曲酶名称，市面上的"巴曲酶注射液"仅特指东菱精纯克栓酶，具有降纤作用，应加以区分。

一、蛇毒血凝酶的国际研发历程

1767 年，Fontana 首先报道蛇毒的凝血和抗凝作用，提示蛇毒中存在药理活性成分。19 世纪，早在人们对止血的生物化学和生理学知之甚少时，人们已经观察到蝰亚科蛇毒中含有类凝血酶。那时，人们对于凝血酶样作用的蛇毒液发生兴趣，因为蛇毒液在无钙情况下就可发生血液凝固。

1936 年 Klobusitzky 和 Konig 经过硫酸铵、醋酸铅沉淀和透析法成功地从具窝蝰蛇属的巴西矛头蝮蛇（Bothrops atrox，也称巴西蝮蛇、巴西大洞蝮蛇、南美洲洞蝮蛇、柳叶蝰蛇等）蛇毒中分离出无毒成分。在草酸盐抗凝的血液加入这种无毒成分，血液在一定时间内凝固，且呈剂量依赖。而在体外，这种成分能缩短天然血液凝固时间。当时已认识到该制剂的酶特性，取名为凝酶（Coagulase）。

后来世界卫生组织（WHO）推荐将"巴曲酶"作为从矛头蝮蛇蛇毒中分离、精制而成的类凝血酶单体制剂的非专利名称。但随着蛇毒研究的日益深入及对蝮蛇的再分类，发现不仅矛头蝮蛇蛇毒中存在巴曲酶，茂基蝮蛇（Bothrops moojeni，也有人将其视为矛头蝮蛇中的亚种）、垭拉拉卡蝮蛇（Bothrops jararaca）等蛇毒中也存在巴曲酶，因而单用"巴曲酶"这一通名就难以区别各种不同的蝮蛇巴曲酶。国际血栓形成及止血学会委员会建议在酶名称后应注明是从哪一种蝮蛇蛇毒中分离得到的，如尖吻蝮蛇血凝酶可以命名为 Heamocoagulase Agkistrodon。

Klobusitzky 和 Konig 分离出巴曲酶后并未立即用于临床。1948 年，在古巴召开的泛美药物大会上，对当时许多蛇毒止血供应品制定了质量标准。其后，Eagle 证明巴西蝮蛇毒液中存在凝血酶样、纤维蛋白原凝固、促凝血酶样、前凝血酶激活的成分。此后约 20 年，应用蛋白质分离纯化技术开发出了多组分类凝血酶制剂——立芷雪（类凝血酶+FXA），1989年进入中国市场，于 2009 年退出中国市场，原因是进口再注册未获国家药品食品监督管理总局（CFDA）批准。

二、蛇毒血凝酶的国内研究

我国的蛇毒研究工作起步较晚，20 世纪 50 年代开始，广东、广西等地对一些蛇毒的粗毒做了一点开创性的研究工作，中间经过动乱时期的停顿，直到 70 年代末，瑞士科研人员首次从巴西矛头蝮蛇中提取以巴曲酶为主要成分的蛇毒血凝酶止血剂，之后国内也有同类药品上市。由于受提取、纯化技术的限制，无论进口或国产产品，均为蛇毒的多组分制剂。多组分不利于质量控制，可能发生不良反应的风险较大。

我国蝮亚科毒蛇资源很丰富，对蛇毒血凝酶研究主要集中于 3 种蝮蛇，分别是蛇岛蝮蛇（蜂蛇科蝮亚科亚洲蝮属）、尖吻蝮蛇（蜂蛇科蝮亚科尖吻蝮属）、白眉蝮蛇（蛇科白眉蝮蛇属）。直到 80 年代后期，我国从蛇毒中分离提取的类凝血酶主要用于抗栓抗凝，一般命名为降纤酶。直到 1997 年，我国成功研制蛇毒血凝酶药物，用于临床止血治疗。近几年，国内促凝血市场发展较快，国家食品药品监督管理总局共批准了 4 家企业生产蛇毒血凝酶。

目前在我国市场上的 4 种蛇毒血凝酶类药物，分别是北京康辰药业股份有限公司的注射用尖吻蝮蛇血凝酶——苏灵；合肥兆科药业的蛇毒血凝酶注射液——速乐涓；锦州奥鸿药业的注射用白眉蛇毒血凝酶——邦亭；蓬莱诺康药业的注射用矛头蝮蛇血凝酶——巴曲亭。

值得一提的是，4 种蛇毒血凝酶类药物中，北京康辰药业股份有限公司的尖吻蝮蛇血凝酶（苏灵）是国内唯一一个单一组分并拥有国内外自主知识产权的一类新药。

1. **用于止血——蛇毒血凝酶的研究**：1990 年，何丽芬等从尖吻蝮蛇蛇毒中分离出 2 个促凝血成分，并证实对动物创伤性出血具有较好的止血作用。

1994 年，刘敏涓等对从尖吻蝮蛇蛇毒中分离的类凝血酶的凝血机制进行分析，证实该组分虽能迅速使人血浆凝固，但由于其不能激活因子XIII，致使所形成的血块呈胶冻样。因为该类凝血酶在正常血管内不完全发挥作用，而只促进出血部位血小板聚集作用，因此不引起正常血管内血栓，可以应用于临床。

1997 年，当时的锦州医学院科技开发部在全国第一个采用长白山白眉蝮蛇为原料成功提取蛇毒血凝酶，按照立芷雪的仿制药进行注册申报，于 2004 年获得批准。

1998 年初，康辰公司从我国华南地区的尖吻蝮蛇中分离得到了单一组分蛇毒血凝酶，并按照国家一类新药的技术要求完成了全部临床前研究，2002 年 8 月获得 I 期《药物临床试验批件》；2004 年 1 月获得 II、III期《药物临床试验批件》；2008 年 9 月获得新药证书和生产批件。

2003 年 4 月，中科院昆明动物所肖昌华研究员主持的"注射用尖吻蝮蛇类凝血酶"研究项目，经国家药品监督管理局审查，符合国家一类新药审批的有关文件，进入 I 期临床试验。

2005 年，唐松山等经 12 年的努力从尖吻蝮蛇蛇毒中获得了 5 个新的类凝血酶，并对其进行了相关的研究。

4 种蛇毒血凝酶类药物中，苏灵是从我国特有的尖吻蝮蛇蛇毒中分离提纯的全新结构的蛇毒血凝酶，首次揭示了尖吻蝮蛇血凝酶的分子结构，原创了单组分尖吻蝮蛇血凝酶及其制剂。

苏灵是唯一完成全部氨基酸、基因测序的单组分的蛇毒血凝酶药物。并采用全新的分段直线混合洗脱离子交换层析方法，提高了单组分尖吻蝮蛇血凝酶的收率；并且最终纯化产品具有高纯度、高比活、高均一性，获得多项国内和国际发明专利。苏灵作用靶点明确，只作用于纤维蛋白原，不含凝血酶原激活物，不激活凝血 XIII 因子，从机制上避免了可能出现血液高凝状态和正常血管内壁血栓形成的潜在隐患。

苏灵的研发获得了国家"863"计划、国家高技术产业化示范工程、国家重点新产品等专项的支持，也是我国制药企业在国家的支持下自主创新的成果。

2. 用于抗凝——降纤酶的研究：1967 年，Esnouf 首先从马来西亚红口蝮蛇蛇毒中分离纯化了具有抗凝作用的类凝血酶。后来国际卫生组织定名为 Ancrod，临床用于抗栓抗凝。

1967 年，Cheng HC 和 Ouyang C 等对尖吻蝮蛇血凝酶的研究展开研究，他们于 1971 年和 1972 年相继分离出 2 个类凝血酶组分，并经动物实验证明均有不同程度抗凝作用。

1978 年，中国医科大学郝文学等和海军 406 医院开始进行蛇岛蝮蛇抗栓酶毒理和药理研究。1981 年在大连召开了蝮蛇抗栓酶鉴定会，肯定了蛇岛蝮蛇毒精氨酸酯酶组分有较显著的去纤、降脂、降血液黏度作用。蛇岛蝮蛇毒精氨酸酯酶组分通过了临床应用鉴定，药用产品命名为"蝮蛇抗栓酶"，用于临床治疗血栓形成及栓塞疾病取得了良好效果。

1980 年，赵忠信等对白眉蝮乌苏里亚种蛇毒进行分离研究，进行梯度洗脱后分离得到 18 个蛋白组分，从中发现了催化功能酷似红口蝮蛇毒 Ancrod 的抗凝血组分。

1981 年，中科院昆明动物研究所从我国尖吻蝮蛇蛇毒中提取出"去纤酶"，1982 年他们将从尖吻蝮蛇蛇毒中分离得到的去纤酶应用于临床，发现与由马来西亚红口蝮蛇蛇毒提纯的 Ancrod 有类似作用。

1982 年，赵忠信等人与沈阳 202 医院，对白眉蝮蛇类凝血酶的抗凝血作用进行研究，发现它与 Ancrod 和 Botorxobin 的抗凝血作用十分相似。

1984 年，沈阳药学院和解放军 238 医院发掘了长白山地区的蝮蛇资源，发现长白山地区的白眉蝮蛇蛇毒是生产蝮蛇抗栓酶的优质原料，生产的成品毒性副作用更小，疗效更好，故又取名为"清栓酶"，"清栓酶"的临床应用是动物毒素在临床应用中研究得最深入、推广得最普及的成功范例。此后经过多次技术转让，已有多家药厂生产。

1997 年，国家卫生部颁发新的高纯度类凝血酶制剂标准——降纤酶，并规定降纤酶须以长白山白眉蝮蛇或尖吻蝮蛇为原料，制定并试行统一的质量标准以规范其产品质量。该质量标准于 2003 年上升为国家药品标准。近几年的应用中证明其效果确切，副作用小。

总体来看，国外已有 Ancrod 和 Batroxobin 蛇毒抗凝剂。在我国，用蛇岛蝮蛇蛇毒制的抗栓酶、云南尖吻蝮蛇蛇毒制剂的去纤酶、东北白眉蝮蛇蛇毒制剂的清栓酶、浙江尖吻蝮蛇蛇毒制剂的蕲蛇酶等，已广泛应用于脑血栓、血栓闭塞性脉管炎、血栓性静脉炎、心肌梗死及肺血栓等各类疾病，并取得较好效果，但也存在着出血、耐药性、对伤口愈合有影响等副作用。需要注意的是，为规范该类蛇毒制剂的应用，我国一般将用于抗凝的蛇毒制剂称为降纤酶或去纤酶。其中，通用名为"巴曲酶注射液"和"蕲蛇酶注射液"名字还没统一，但本质都是降纤酶，主要通过降纤发挥药效。

（翟所迪　李光耀）

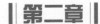

第二章

蛇毒血凝酶的药理学、药代动力学及毒理学研究

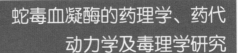

第一节 蛇毒血凝酶的结构特点

蛇毒中含有多种生物活性成分，其中多数为酶类和活性肽类。蛇毒血凝酶（snake venom thrombi-like enzymes，SVTLEs）是蛇毒中的一类丝氨酸蛋白酶，能直接作用于纤维蛋白原释放血纤肽 A（FPA）或 B（FPB），导致纤维蛋白单体首尾聚合而凝固，所以这类酶被称为类凝血酶。蛇毒血凝酶作为一种动物来源的蛋白酶类止血药，大多数为酸性糖蛋白。

一、蛇毒血凝酶的结构共同点

大部分蛇毒血凝酶的分子量在 30,000~35,000 范围内，与凝血酶 B 链的大小相近。也有几种大的类凝血酶分子，如绿响尾蛇类蛇毒血凝酶的分子量为 92,000，来自林蛇的类凝血酶分子量为 55,000~67,000。另外有一种来自黄绿烙铁头（Trimeresurus flavoviridis）的 Flavoxobin 分子量为 25,744。迄今为止，已报道的分子量最小的类凝血酶是来自响尾蛇（Crotalus horridus）的 Defibrizyme，分子量为 19,500，可能是原分子量为 29,500 的分子酸性降解产物。

蛇毒血凝酶是胰蛋白酶/激肽释放酶基因家族的成员，由 5 个外显子和 4 个内含子组成。成熟酶是由外显子 2~5 编码，而催化三联体残基由别的外显子来编码。与经典丝氨酸蛋白酶如胰凝乳蛋白酶，凝血酶，激肽释放酶和胰蛋白酶相比，SVHCs 的一级序列与丝氨酸蛋白酶相似。这些酶催化结构域的高度保守是这个相似性的直接原因。蛇毒血凝酶在保守位置包含 12 个半胱氨酸残基中，除了从尖吻蝮蛇腺体丝氨酸蛋白酶 DAV-KN cDNA 序列中 Cys201 被 Ser201 替换。由于蛇毒血凝酶没有游离的硫醇导致 12 个半胱氨酸均以二硫键连接。

通过对多种蛇毒血凝酶的全部或部分进行序列和结构分析表明：①其都含有高度保守的活性中心序列，其中含有组氨酸、天冬氨酸和丝氨酸残基组成的酶催化活性中心；②这些丝氨酸蛋白酶与胰蛋白酶类似，并且 N 末端序列高度保守；③多数类凝血酶都具有 6 对二硫键，与凝血酶相比，这使得其构象更紧密，酶的动态结构可塑性更小；④大多数类凝血酶的 N 末端为缬氨酸残基，但大连蛇岛蝮蛇毒血凝酶 Gloshedobin 的 N 端为异亮氨酸；⑤几乎所有的类凝血酶都是糖蛋白，与凝血酶不同的是，其寡糖链多与天冬酰胺而不是丝氨酸连接。

二、蛇毒血凝酶的结构差异

立芷雪中的巴曲酶为类凝血酶，是单链的糖蛋白，可由数种蛇毒分离而得，随着蛇种不同，其性质存在着差异。如矛头蝮蛇巴曲酶与茂基蝮蛇巴曲酶的理化、生化性质就有显著性差异。另据报道，同是矛头蝮蛇，海岛矛头蝮、美洲矛头蝮、迈阿密矛头蝮的巴曲酶分子量却分别为45,000、71,000、36,000。除此之外，还有 42,000、30,000 矛头蝮蛇巴曲酶的报道。各种巴曲酶的含糖量也有较大的差异，有 5%、10%、22%、26.7%的不同报道。在各种巴曲酶中，研究最多也比较清楚的为矛头蝮蛇巴曲酶，它的分子量为 43,000（SDS-PAGE 鉴定），等电点在6~7之间，分子中含 6 个二硫键、27%的碳水化合物，碳水化合物由己糖、葡萄糖胺和唾液酸组成。立芷雪的前体由 255 个氨基酸构成，N 端有 24个氨基酸形成的引导肽，活性酶含有 231 个氨基酸，由 17 种氨基酸组成，相对分子量为 39,000~43,000。

迄今为止，已得到多种类凝血酶的全部或部分氨基酸序列（见表 2-1），包括 Flavoxobin、Gabonase, Bilineobin，巴西矛头蝮蛇的 Batroxobin、美洲矛头蝮蛇的 Bothrombin、巨蝮蛇的 Stenoxobin、东部菱斑响尾蛇（Crotalus adamanteus）的 Crotalase 和来自菱斑响尾蛇及角响尾蛇（Crotalus cerastes）的类凝血酶。这些类凝血酶的一级结构非常相似，只有少数氨基酸序列不同。如 Flavoxobin 活性位点丝氨酸两侧的序列被取代：Gly206-Phe，Gly210-Thr，此外，229 位的 Ser-Try；Crotalase、Gabonase 和菱斑响尾蛇类凝血酶的 Pro13-Arg。Batroxobin、Flavoxobin 和 Crotalase 与凝血酶的相似性分别是 31%、27% 和 29%，与胰蛋白酶的相似性分别是 39%、39% 和 32%，与激肽酶的相似性分别是 39%、31% 和 36%。其彼此之间的结构相似性则要高得多，Crotalase 与 Batroxobin 的结构相似性为 64%，Crotalase 与 Flavoxobin 的结构相似性为 76%，Batroxobin 与 Flavoxobin 的结构相似性为 69%。

表 2-1 多种类凝血酶的全部或部分氨基酸序列

类凝血酶名称	全部或部分氨基酸序列
Flavoxobin	1 viggdecnin ehpflvalyd awsgrflcgg tlinpewvlt aahcdsknfk mklgahsqkv 61 lnedeqirnp kekficpnkk ntevldkdim likldspvsy sehiaplslp ssppsvgsvc 121 rimgwgsitp veetfpdvph caninllddv eckpgypell peyrtlcagv lqggidtcgf 181 dsgtplicng qfqgivyigs hpcgqsrkpg iytkvfdyna wiqsiiagnt aatclp
Gabonase	1 vvggaeckid ghrclally
Bilineobin	1 iiggdecnin ehrflvalyd vwsgsflcgg tlinqewvlt aahcnmsniy iylgmhnqsv 61 qfddeerryp kekylfrcsk nftkwdkdim lirlnkpvrn sehiaplslp ssppivgsvc 121 rvmgwgtits pnetlpdvpr cvninlfnyt vcrgvfprlp ersrilcagv leggidtckr 181 dsggplicng qfqgivswgp krcaqprkpa lyskvfdhld wiqsiiagnk tvncp
Batroxobin	1 mvlirvianl lilqvsyaqk sselviggde cdinehpfla fmyyspryfc gmtlinqewv 61 ltaahcnrrf mrihlgnhag svanydevvr ypkekficpn kkknvitdkd imlirldrpv 121 knsehiapls lpsnppsvgs vcrimgwgai ttsedtypdv phcaninlfn ntvcreayng 181 lpaktlcagv lqggidtcgg dsggplicng qfqgilswgs dpcaeprkpa fytkvfdylp 241 wiqsiiagnk tatcp
Bothrombin	1 viggdecdin ehpflafmyy spqyfcgmtl inqewvltaa hcdktymriy lgihtrsvan 61 ddevirypke kficpnkkkn vitdkdimli rlnrpvknst hiapislpsn ppsvgsvcri 121 mgwgaittse dtypdvphca ninlfnntvc reaynglpak tlcagvlqgg idtcggdsgg 181 plicngqfqg ilswgsdpca eprkpafytk vfdylpwiqs iiagnktatc pp
Crotalase	1 mvlirvianl lilqlsyaqk sselviggde cninehrflv alydywsqsf lcggtlinee 61 wvltakhcdr thiliyvgvh drsvqfdkeq rrfpkekyff dcsnnftkwd kdimlirlnk 121 pvsysehiap lslpsssppiv gsvcramgwg qttspqetlp dvphcaninl ldyevcrtah 181 pqfrlpatsr tlcagvlegg idtcnrdsgg plicngqfqg ivfwgpdpca qpdkpglytk 241 vfdhldwiqs iiagektvnc pp

　　与有蛋白晶体结构的类似物比，Flavoxobin 与尖吻蝮蛇毒丝氨酸蛋白酶（1OP2）序列相同率 79%，序列相似度 85%；Gabonase、Bilineobin 和美洲矛头蝮蛇的 Bothrombin 都与南美铜头蝮蛋白 C 激活剂（2AIP）序列有一定的相同率（分布为 63%、68% 和 71%）和相似度（分布为 73%、77% 和 79%）；巴西矛头蝮蛇的 Batroxobin 与巴西矛头蝮凝血酶样酶（去纤酶，4GSO）序列相同率 70%，序列相似度 80%；东部菱斑响尾蛇（Crotalus adamanteus）的 Crotalase 与蝮蛇蛇毒血凝酶（4E7N）序列相同率 62.6%，序列相似度 74.0%（图 2-1）。

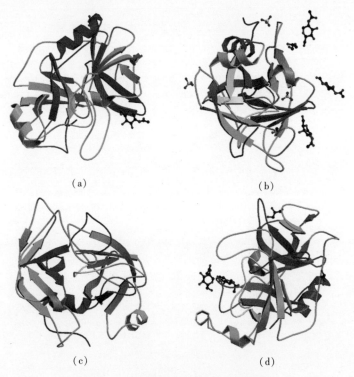

(a)　　　　　　　　　　　(b)

(c)　　　　　　　　　　　(d)

图 2-1　4 种蛇毒血凝酶的蛋白晶体结构

(a) 尖吻蝮蛇毒丝氨酸蛋白酶（1OP2）；(b) 南美铜头蝮蛋白 C 激活剂（2AIP）；

(c) 巴西矛头蝮凝血酶样酶（4GSO）；(d) 蝮蛇血凝酶（4E7N）

在蛋白质高级结构方面，Helena 等根据类凝血酶与凝血酶和胰蛋白酶之间较高的同源性以及酶学相似性，用凝血酶和胰蛋白酶做模型，精细地模拟了类凝血酶 LM-TL 的高级结构，用这个三维结构模型很好地解释了类凝血酶有关催化作用和生物活性的重要氨基酸残基，为进一步的结构与功能研究奠定了基础。迄今为止，已得到的蛇毒血凝酶有 acuthrombin B、jaramcussin、bothrombin、另外两种蛇毒丝氨酸和康辰药业研发的一类新药尖吻蝮蛇血凝酶（苏灵）的蛋白酶晶体结构。

三、国内上市的蛇毒血凝酶结构对比研究

2009 年，立芷雪已经退出中国市场。目前我国临床上使用的蛇毒血凝酶主要有 4 种：苏灵是利用中国特有的尖吻蝮蛇蛇毒提纯的尖吻蝮蛇血凝酶，为单组分、高纯度的国家一类新药；利用巴西矛头蝮蛇蛇毒生产的矛头蝮蛇血凝酶（巴曲亭）；利用白眉蝮蛇蛇毒生产的白眉蛇毒血凝酶（邦亭）、利用蝰蛇蛇毒生产的蛇毒血凝酶（速乐涓），后 3 种蛇毒血凝酶均为多组分制剂，是立芷雪的仿制药品和改剂型药品。

巴曲亭和立芷雪在蛇毒血凝酶组成和性质方面是一致的，均是由巴曲酶和微量的 X 因子激活剂组成，其中巴曲酶是相对分子量为 39,000～43,000 的单链糖蛋白，X 因子激活剂相对分子量为 79,000±5,000，含量只有 0.5%。白眉蝮蛇毒血凝酶（邦亭）是由类凝血酶和类凝血激酶组成，包含 3 种组分，相对分子质量分别为 54,000±5,000，34,000±5,000 和 15,000±3,000，相对百分含量为 7.0%～12.0%，6.0%～82.0% 和 7.0%～12.0%。但邦亭中的类凝血酶和类凝血激酶有着不同于矛头蝮蛇中相应成分的酶学性质。特别是类凝血酶，对纤维蛋白原的降解机制与巴曲酶是截然不同的。

在氨基酸序列方面，巴曲酶的氨基酸 N 末端序列为：VIGGDEC-DINEHPFLAFMYY；白眉蝮蛇血凝酶的类凝血酶 N 末端序列为：MVIG-GDECNINEHRF。2 种药品的主要成分 N 末端氨基酸序列测定结果证明：

白眉蛇毒血凝酶与蛇毒血凝酶虽然有一定程度的同源性（68%），但是从根本上说它们是完全不同的2种物质，而蝰蛇来源的速乐涓的分子量和氨基酸序列均未知。只有康辰药业自主研发的创新药物尖吻蝮蛇血凝酶（苏灵）完成了全部氨基酸序列测定，还测定了X射线晶体衍射的三维空间结构。

尖吻蝮蛇血凝酶（苏灵）的结构特征如下：①酶蛋白含有252个氨基酸，分子量为29,500，等电点pI为5.5。②由α、β两个亚基构成，亚基链间由7个二硫键连接。③其α亚基含有129个氨基酸，分子量为15,000；β亚基含有123个氨基酸，分子量为14,500。④酶活性可被苯甲基磺酰氟完全抑制，表明其是一种丝氨酸蛋白酶。⑤能够水解人纤维蛋白原α链。

A链：

DCSSGWSSYEGHCYKVFKQSKTWADAESFCTKQVNGGHLVSIESSGEAD
FVGQLIAQKIKSAKIHVWIGLRAQNKEKQCSIQWSDGSSISYENWIEEESKKCL
GVHIETGFHKWENFYCEQQDPFVCEA

B链：

DCPSDWSSYEGHCYKPFNEPKNWADAENFCTQQHTGGHLVSFQSTEEA
DFVVKLAFQTFDYGIFWFGLSNIWNQCNWQWSNAAMLKYTDWAEESYCVYF
KSTNNKWRSITCRMIANFVCEFQA

苏灵是国内外首次采用X射线晶体衍射技术，揭示了尖吻蝮蛇血凝酶的三维空间结构。经飞行时间质谱测定，尖吻蝮蛇血凝酶分子量为29,500，由252个氨基酸组成，两条多肽链以二硫键连接。该结构已获得中国、美国、欧洲、日本等国家和地区的发明专利授权。

X射线晶体衍射方法测定了尖吻蝮蛇血凝酶的三维结构，如图2-2。

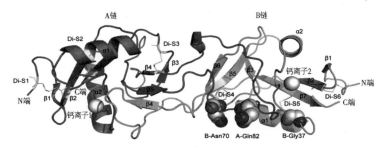

图 2-2　尖吻蝮蛇血凝酶的三维结构图

（杨莉萍　赵　明）

第二节 蛇毒血凝酶的药代动力学和药效学特征

蛇毒血凝酶可局部和全身应用来发挥止血作用。不同种类的蛇毒血凝酶具有不同的药代动力学（PK）和药效学（PD）特性。下面将分别详细阐述目前国内临床常用的蛇毒血凝酶的 PK/PD 特点，仅一类新药尖吻蝮蛇血凝酶完成了系统的 PK/PD 试验。

一、国内蛇毒血凝酶新药的 PK/PD 特征

国内自主研发的一类新药尖吻蝮蛇血凝酶的 PK/PD 试验是在解放军总医院和天津药物研究院等单位完成。该药在 30 名中国健康成年志愿者的药代动力学研究表明，分别静脉给予注射用尖吻蝮蛇血凝酶 4U、5U、6U 后，在体内代谢过程符合二室模型。表观分布容积（Vd）约为 8.1～10.4L，分布较为局限。注射用尖吻蛇毒血凝酶主要作用于血液系统，在血液中有较高的浓度。以上 3 个剂量组给药后，血清在零时的浓度（C0）分别为 1.09±0.14μg/L、1.46±0.02μg/L、1.76±0.01μg/L，AUC_{0-8h} 分别为 2.21±0.15μg·h/L、2.59±0.16μg·h/L、3.15±0.26μg·h/L，C0、AUC_{0-1} 随剂量加大而增加。注射用尖吻蛇毒血凝酶的体内清除较快，消除半衰期为 2.44～2.63 小时，不随给药剂量变化而变化；血清清除率为 4.53～5.06 L/h。消除半衰期为 2.5 小时左右，不随给药剂量变化而变化。注射用尖吻蝮蛇血凝酶的消除动力学过程呈一级线性动力学特征，无饱和性，且不存在性别差异。

大鼠静注 0.6μg/kg、1.2μg/kg 和 2.4μg/kg 本品后的消除半衰期 $t_{1/2}$ 分别为 8.50 小时、9.74 小时和 10.87 小时，AUC 分别为 31.06ng·h/ml、65.28ng·h/ml 和 139.39ng·h/ml。肝、脾和心在给药后 5 分钟药物浓度

达峰，其他绝大部分组织在给药后 30 分钟药物浓度达峰。肝组织药物浓度显著高于其他组织，脾、肺、肾、胃、心等组织药物浓度较高，脑、脂肪组织浓度最低。给药后 96 小时内，73.52% 的药物从尿中排出，12.13% 从粪中排泄，给药后 24 小时内，胆汁累积排泄量为 4.16%，表明该类药物排泄完全。

尖吻蝮蛇血凝酶以 0.48U/kg、0.24U/kg 和 0.12U/kg 一次静注后 30 分钟，小鼠剪尾的平均出血时间分别为 32.79±10.55、34.35±11.25 和 37.52±10.78 秒；生理盐水组的平均出血时间为 62.44±0.87 秒；阳性对照药（蛇毒血凝酶）的平均出血时间为 40.90±10.74 秒，表明尖吻蝮蛇血凝酶能明显缩短小鼠剪尾出血的时间。尖吻蝮蛇血凝酶以 0.16U/kg、0.08U/kg 和 0.04U/kg 一次静注后 30 分钟，兔耳缘静脉的平均出血时间分别为 2.99±0.42、3.27±0.43、和 3.86±0.48 分钟；生理盐水组的平均出血时间为 6.11±0.74 分钟；阳性对照药（蛇毒血凝酶）的平均出血时间为 3.65±0.45 分钟，表明尖吻蝮蛇血凝酶能明显缩短兔耳缘静脉出血的时间。

二、其他蛇毒血凝酶的 PK/PD 特征

立芷雪为从巴西矛头蝮蛇的蛇毒中分离提纯的蛇毒血凝酶，通过静脉注射、肌内注射、皮下注射、腹腔给药、局部外用均可吸收。静脉注射后 5~10 分钟起效，止血效应持续 48 小时；肌内或皮下注射后 15~25 分钟起效，40~45 分钟达血药峰浓度。通过放射性核素[125]碘标记的示踪研究结果显示：皮下注射及肌内注射矛头蝮蛇巴曲酶均可吸收，被吸收的或从静脉输入血循环中的矛头蝮蛇巴曲酶能与血浆 α2-巨球蛋白逐渐结合成无活性的复合物，以后迅速地从血循环消失而出现于肝脏、脾脏和肾脏中，提示有可能是被其中的单核-巨噬细胞系统摄取、代谢，其代谢产物由肾脏慢慢地排泄，3~4 日可全部清除。在犬中完成的药代动力学研究表明，其半衰期为 3~10 小时。

巴西矛头蝮蛇蛇毒血凝酶的药效动力学研究表明，注射 1 单位的注射用蛇毒血凝酶后 20 分钟，健康正常成年人的出血时间测定会缩短至 1/2 或 1/3，这种止血作用能维持 2~3 天。注射用蛇毒血凝酶仅具有止血功能，并不影响血液的凝血酶原数目，因此使用本类药物无血栓形成危险。

长白山白眉蝮蛇冻干蛇毒中提取分离得到的蛇毒血凝酶，其中含有类凝血酶和类凝血激酶。这两种类酶为相似的酶作用物，在 Ca^{2+} 存在下，能活化因子 V、Ⅶ 和 Ⅷ，并刺激血小板的凝集；类凝血激酶在血小板因子 Ⅲ 存在下，可促使凝血酶原变成凝血酶，也可活化因子 V，并影响因子 X。动物试验结果显示，且小剂量时表现为促凝作用，大剂量时表现为抗凝作用。该药静脉、肌内、皮下及腹腔给药均能吸收，给药后 5~30 分钟即可产生止血作用，作用可持续 48~72 小时。本品能与血浆蛋白结合，逐渐成为无活性的复合物，其代谢产物由肾脏缓慢排泄，需 3~4 天才能全部消除。

（杨莉萍　赵　明）

第三节　蛇毒血凝酶的生物化学特性

蛇毒血凝酶是蛇毒中与凝血酶作用机制部分相似的一类丝氨酸蛋白水解酶，但结构中没有纤维蛋白稳定因子激活组分，属于纤维蛋白原裂解酶，能够水解纤维蛋白原为纤维蛋白。根据水解纤维蛋白原释放 FPA 和 FPB 的速度不同，可分为 3 类：SVTLE-AB、SVTLE-A 和 SVTLE-B，见图 2-3。虽然这 3 种不同作用特点的类凝血酶不一定共存于一种蛇毒中，但任意两种共存的现象很普遍，这表明作用机制不同的类凝血酶可以为蛇毒内在功能的发挥起到不同的作用。

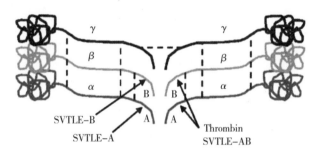

图 2-3　蛇毒血凝酶对纤维蛋白原催化部位

一、蛇毒血凝酶纤维蛋白释放方式

蛇毒血凝酶主要存在于蝰亚科，且不同地区的蝮蛇蛇毒血凝酶在纤维蛋白原释放和分子量有较大区别，如表 2-3 所示。

表 2-3　不同地区的蝮蛇类凝血酶的分子量和纤维蛋白释放方式

蛇毒来源	类凝血酶名称	纤维蛋白释放方式	分子量
江浙蝮蛇 A. halys pallas	Pallase	B	43,000/26,000
	Pallabin	B > A	43,000/26,000
墨西哥蝮 A. bilineatus	Bilineobin	B > A	57,000
朝鲜蝮 A. caligginosus	Calobin	A	34,000
	Calobin II	A	41,100
韩国蝮 A. halys（korean）	Salmobin	未见报道	- /26,000
日本蝮 A. halys blomhoffii	Halystase	B > A	38,000
蛇岛蝮 G. shedaoensis	Gloshedobin	未见报道	- /26,000
巴西矛头蝮蛇 Bothrops atrox	Reptilase	A	42,000
尖吻蝮蛇 Haemo-coagulase Agkistrodon	苏灵	A	29,500

二、蛇毒血凝酶的等电点和生化性质

蛇毒血凝酶均与人类凝血酶有不同程度的同源性，可作用人类纤维蛋白原，但不同蛇毒血凝酶的等电点 pI 不同，对人类纤维蛋白原的凝固活性也不同。

蛇毒血凝酶的等电点的测定主要采用聚焦电泳法。蛇毒血凝酶的 pI 较低，主要集中在 3.0~6.0，多数在 4.0 左右。因此，在对蛇毒血凝酶进行分离时，多数采用的是阴离子交换柱。

蛇毒血凝酶对纤维蛋白原的作用较凝血酶更专一，它主要作用于纤维蛋白原的 1 条链（Aα 或 Bβ），个别作用于 2 条链。蛇毒血凝酶也不激活凝血因子 II、V、VII、VIII、IX、X、XI、XII、XIII。蛇毒血凝酶具有热稳定性，大部分溶解纤维蛋白原的蛇毒血凝酶的抗热温度达 37℃ 以上，并且即使在低浓度如 1μg/ml 时，其结构、功能对热也很稳定。同时，蛇毒血凝酶可水解甲苯磺酰精氨酸甲酯和苯甲酰精氨酸乙酯。作为一种丝氨酸蛋白酶的功能，它的活性可被二异丙基氟磷酯和苯甲基磺酰氯所抑制，但不被抗凝血酶Ⅲ、肝素、水蛭素等抑制剂所抑制，而胰蛋白酶及凝血活性中心 His 的专一抑制剂甲苯磺酰氯甲酮以及金属蛋白酶抑制剂二乙胺基四乙酸（EDTA）对其无影响。

（史亦丽）

第四节　蛇毒血凝酶的作用机制

　　不同蛇种来源的蛇毒血凝酶组分、结构、对血液系统的作用都存在不同程度的差异，有些具有促凝作用，有些凝血活性短暂，最终表现为降纤、抗凝作用。

　　血液凝固的机制十分复杂，需要许多凝血因子参与，经过一系列生物化学连锁反应与放大过程，最终生成纤维蛋白、网罗血小板，产生血块。纤维蛋白又可在抗凝因子作用下被降解而抗凝。主要过程分为四个阶段：①凝血酶原激活物的形成，有内源性途径和外源性途径，最终激活 X 转变为 Xa。②Xa 在 Va，PL，Ca^{2+} 作用下，使凝血酶原转变成凝血酶。③在凝血酶的作用下，纤维蛋白原变成纤维蛋白。④纤维蛋白生成后，可促使凝血酶对因子 XIII 的激活，在 XIIIa 与钙离子的参与下，产生凝血块而止血；此过程极为复杂，需要许多成分参与（图 2-4）。

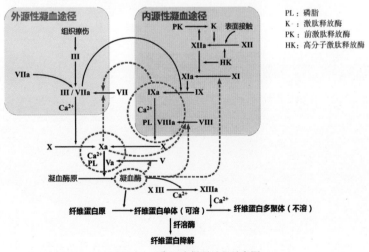

图 2-4　正常血液凝固过程示意图

一、凝血酶与蛇毒血凝酶的止血机制

凝血酶的止血机制：人血浆纤维蛋白原由 3 对不同的肽链即 α、β、γ 组成，每条 α 链上包含一个 A 肽，β 链上包含一个 B 肽，故纤维蛋白原可写成 [α (A) β (B) γ] 2。在凝血酶作用下，纤维蛋白原释放出 2 条 A 肽和 2 条 B 肽，成为纤维蛋白单体（αβγ）2，后者聚合成可溶性多聚体。凝血酶同时激活凝血因子促使纤维蛋白分子间形成共价键，以二聚体和多聚体方式交联，成为稳定的、不溶的纤维蛋白多聚体而止血。人体凝血酶仅在出血部位形成，而血管内不会存在凝血酶，也不会有纤维蛋白 AB 单体。因此，凝血酶只能出血局部应用，一旦入血将导致严重的血管内凝血。

蛇毒血凝酶的作用机制与凝血酶完全不同，作用位点如图 2-5。蛇毒血凝酶的止血作用机制，直接作用于血液的纤维蛋白原，催化纤维蛋白原分子的特定部位 Arg2Gly 肽键的裂解，释放血纤肽 A 或 B，导致纤维蛋白的单体首尾聚合，从而促进纤维蛋白单体的形成及聚合。但在聚合过程中，由于单一组分的蛇毒血凝酶不激活凝血因子XIII，生成的纤维蛋白单体只能首尾聚合，而不能纵向聚合，这样形成的聚合体不牢固，生成的纤维蛋白为可溶性的非交联单体，很快会被单核系统吞噬和循环血液清除，因此导致胞质中纤维蛋白原浓度显著下降，在体内表现抗凝和溶纤功能。同时蛇毒血凝酶只促进出血部位血小板聚集，而对正常血管系统内无血小板聚集作用，在血管内没有凝血作用。

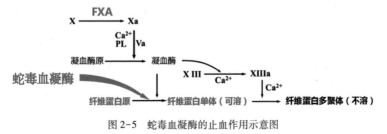

图 2-5　蛇毒血凝酶的止血作用示意图

二、不同蛇毒血凝酶的止血机制的差别

文献报道了以纤维蛋白原为底物，考察巴西矛头蝮蛇（Bothrops atrox）、尖吻蝮蛇（Agkistrodon acutus）、长白山白眉蝮蛇（Agkistrodon halys pullas）3 种蛇毒血凝酶对纤维蛋白原的作用方式。方法采用 SDS-PAGE 及 RP-HPLC 法对作用结果进行检测。结果表明：3 种蛇毒血凝酶对纤维蛋白原的作用方式不完全相同。巴西矛头蝮蛇、尖吻蝮蛇血凝酶只作用于纤维蛋白原的 α 链，对 β、γ 链则无作用，属于蛇毒血凝酶 A 型。长白白眉蝮蛇毒血凝酶起初作用于纤维蛋白原的 β 链，对 α 链作用较弱，随着时间的延长对 α 链作用增强，对 γ 链无作用，属于蛇毒血凝酶 AB 型。

蛇毒血凝酶 AB 型与凝血酶相似，在止血系统中更容易诱导血栓的形成，及在微循环中使血栓形成。同时，由于其释放纤维蛋白肽 A 的速度降低，从而影响纤维蛋白单体的聚合，使形成的血凝块更为脆弱，又导致出血的可能。有文献报道，白眉蝮蛇蛇毒提取物，可激活凝血因子 XIII，有导致凝血的风险。

三、成分中磷脂依赖性凝血因子 X 激活剂的作用

除尖吻蝮蛇血凝酶外，其他三种都含有 FXA，FXA 在促进血管破损处凝血酶的形成过程中起到了一种引导和催化作用，如上图 2-4 和 2-5 所示。

尖吻蝮蛇血凝酶只含单一类凝血酶成分，不含 FXA，不会导致凝血瀑布的放大，从而消除了其在体内有诱发血栓形成的危险。

（史亦丽）

第五节 尖吻蝮蛇血凝酶药理毒理学研究进展

注射用尖吻蝮蛇血凝酶作为我国研发的创新药,具有良好的止血效果,该药于 2002 年起进入临床试验,并于 2008 年批准在国内上市,目前已经在全国 30 个省市自治区各大医疗机构广泛应用。

有关蛇毒血凝酶的研究当前还处于初步阶段,国内外文献资料尚不完善,国内仅有尖吻蝮蛇血凝酶进行了系统的药理毒理学研究。

一、一般药理研究

尖吻蝮蛇血凝酶对小鼠神经系统无影响;对猫的心律、心率及血压无明显影响,也未见异常心电信号;对猫的呼吸频率、节律及呼吸深度均无明显改变。

二、急性毒性试验

按常规设计方法未能测定出尖吻蝮蛇血凝酶致大鼠和小鼠的半数致死剂量 LD_{50} 值。按 50U/kg（相当于临床上患者用药剂量的 3000 倍）分别给大鼠和小鼠静注和肌注,一次给药,连续观察 14 天。结果表明:动物给药后的行为、活动、精神、食量和饮水、粪便、毛色均正常,无动物死亡,说明在 50U/kg 剂量下,大鼠和小鼠未出现毒性反应。

三、长期毒性试验

尖吻蝮蛇血凝酶对 Beagle 犬静脉注射两周。实验设高剂量组（0.68U/kg）、中剂量组（0.34U/kg）、低剂量组（0.17U/kg）和对照组。每组 6 只动物,雌雄各半。结果表明,该药物对动物生长发育未受影响,给药期间,Beagle 犬精神活动、食欲、饮水、大、小便、体温、血压等未见异常改变。动物体重逐周增长，动物发育良好；外周血象、血液生化指标均未受影响；各给药组与对照组相比未见明显差异（$P>0.05$）；尸解后各脏器肉眼检察及脏器系数未见异常改变；组织病理学检察表明，除高剂量组雄性动物睾丸生精上皮细胞轻度损伤外，其他各给药组与对照组的实验 Beagle 犬的重要脏器未见明显病理形态学改变，注射部位静脉也未见明显损伤。停药 2 周，高剂量组雄性动物睾丸生精细胞有明显恢复作用，其他上述各项指标检查均未发现异常改变。综上所述，在此实验条件下，尖吻蝮蛇血凝酶对 Beagle 犬静脉给药剂量 0.34U/kg 以下为安全剂量。对大鼠静脉注射给药剂量在 1.36U/kg 以下为安全用药剂量，这相当于人临床拟用剂量的 80 倍。

四、遗传毒性试验

观察尖吻蝮蛇血凝酶对鼠伤寒沙门氏菌回复突变试验，小鼠骨髓微核试验，CHL 细胞染色体畸变试验，均为阴性结果。

五、神经毒、出血毒及异常毒性试验

小鼠静脉注射尖吻蝮蛇血凝酶观察其神经毒和异常毒性，皮下注射观察其出血毒性，在所观测的剂量范围内均为阴性结果。

六、生殖毒性试验

尖吻蝮蛇血凝酶 1.36U/kg、0.68U/kg 和 0.34U/kg 3 个剂量组分别对 Wistar 大鼠致畸敏感期毒性试验和昆明种小鼠围生期毒性试验。结果表明：在上述剂量下对胚胎发育无影响，对胎鼠无致畸作用，对亲代也无明显影响，对围生期胚胎和 F1 代仔鼠生长发育也未见不良影响。

七、围生期生殖毒性试验

采用 ICR 性成熟小鼠，对尖吻蝮蛇血凝酶进行了围生期生殖毒性试验。观察了母鼠围生期一般行为、体重、妊娠分娩时间和产仔数，仔鼠外观畸形、出生存活率、哺乳成活率、性比；分娩后不同时间体重、生理发育相关指标、新生反射、断乳后神经行为相关指标、内脏畸形、脏器重量、生殖行为等多项指标。结果表明：尖吻蝮蛇血凝酶对围生期胚胎和 F1 代仔鼠生长发育未见不良影响。

试验结果发现，在对大鼠与小鼠进行尖吻蝮蛇血凝酶静脉给药后，仅有少量受试动物在短时间内活动有所减少，但都在数分钟后迅速恢复，且未见任何症状。受试动物的活动正常、精神状态良好，食量和饮水正常，体毛柔顺光泽，眼睛、鼻腔均未见过多分泌物，混合型的粪便情况反映受试动物也没有消化不良的症状。

此外，在给药后 0、7 和 14 天，无论是静脉给药还是肌内注射给药，在试验周期内动物的体重变化均十分正常，没有大幅度的变化，表明尖吻蝮蛇血凝酶在 50U/kg 一次给药后对大鼠和小鼠体重均无影响。

八、全身用药的过敏性、溶血性、血管刺激性试验

过敏性试验：将尖吻蝮蛇血凝酶以致敏接触和激发接触的方式腹腔注射豚鼠后。试验结果：两组动物在激发接触的 14 天和 21 天注射受试物后均无异常反应，并继续观察 1 周，动物正常。结论：尖吻蝮蛇血凝酶豚鼠过敏试验阴性。

溶血性试验：采用兔血进行体外溶血试验，结果表明，尖吻蝮蛇血凝酶溶血性试验阴性，即不引起溶血。

血管刺激性试验：对兔耳壳、耳缘静脉及股四头肌进行注射给药，以观察尖吻蝮蛇血凝酶对上述组织有无刺激性，其结果是：注射该品后不引起组织红肿、出血、变性或坏死，上述途径给药无刺激性，该药可供静脉注射或肌内注射给药。

（张伶俐　张金洁）

| 第三章 |

蛇毒血凝酶的临床应用

第一节 在普通外科的应用

普通外科是外科系统最大的专科，是以手术为主要方法治疗肝脏、胆道、胰腺、胃肠、肛肠、血管疾病、甲状腺和乳房的肿瘤及外伤等其他疾病的临床学科。术中出血、术后渗血是外科手术常见并发症。术中止血不完善、创面渗血未完全控制、原痉挛的小动脉断端舒张、结扎线脱落等，都是造成术后出血的常见原因。合理应用止血药物也被视为控制术中术后出血的重要措施之一。

蛇毒血凝酶是一种高效安全的止血剂，不仅可缩短手术切口的止血时间，减少切口单位面积出血量，还不会对患者的凝血功能产生明显影响。

一、肝胆胰脾疾病

（一）概述

肝脏疾病

肝脏是三大营养物质代谢的中心场所，同时肝脏也是人体最大的实质性器官，血运极其丰富，肝切除手术较为复杂，有时手术难度大，风险高，术中和术后都会发生不同程度的出血，出血量与其术后的并发症发生率和病死率呈正相关。肝脏部分切除术是治疗肝脏良恶性肿瘤的有效手段，出血和控制出血是肝脏外科发展的主要问题。正常人的凝血机制依赖肝脏和骨髓造血系统产生的一系列凝血因子，并在周围组织器官中代谢和降解，这是一个动态平衡，保持机体正常的凝血功能。患者接受中等以下的外科手术，由创伤刺激产生的凝血因子可以满足体内凝血需要，一般情况下，无需给予止血药物治疗。对于肝脏手术患者，术前可能合并肝功能不良，较大影响凝血因子的生成；另一方面手术创口愈合又增加了凝血因子的消耗，因此，此类患者多伴有不同程度的凝血功能障碍。因此，适量给予止血药物可以促进凝血过程，有利于康复。

细菌性肝脓肿是指由细菌侵入肝脏形成的肝内化脓性感染病灶，是肝脏外科最常见的感染性疾病，多为继发性病变。细菌性肝脓肿多需穿刺引流或切开引流，现多选用超声引导下经皮穿刺引流。

胆道疾病

腹腔镜胆囊切除术经过多年的发展，目前是一项比较成熟的技术，是治疗胆囊良性疾病的最佳方法。但由于胆囊病变导致的上腹部粘连，特别是与横结肠粘连、亚急性胆囊炎、胆囊积脓、胆囊内瘘等病理变化使胆囊软管三角的解剖不清，加之腹腔镜手术是非直视下手术，术中出血是常见的并发症，因此对于止血和镜下缝合技术就有特殊的要求。若术中止血不当，则更容易产生其他组织损伤，甚至术中转为开腹手术。临床应用已证明蛇毒血凝酶能够明显减少腹腔镜胆囊切除术中出血量。

肝门胆管癌是发生于肝内左右二级肝管汇合部至总肝管以及胆囊管汇合部之间的胆管上皮癌种。根治性切除是肝门胆管癌患者获得潜在治疗机会的唯一治疗手段，手术方式依据肿瘤的具体部位和范围决定。

胆囊结石伴急性胆囊炎初期炎症是由胆囊结石直径损伤受压部位黏膜引起，细菌感染在胆汁淤滞的情况下出血。治疗手段主要是行腹腔镜或开腹胆囊切除术。

慢性胆囊炎是急性胆囊炎反复多次发作或长期存在胆囊结石的后果，致使胆囊猥琐、胆壁增厚、内含结石、胆囊功能不良。对伴有结石或确诊为慢性胆囊炎首选腹腔镜胆囊切除。

胆门胆管癌是发生于肝内左右二级肝管汇合部至总肝管以及胆囊管汇合部之间的胆管上皮癌种。根治性切除是肝门胆管癌患者获得潜在治疗机会的唯一治疗手段，手术方式依据肿瘤的具体部位和范围决定。

胰腺癌

随着围术期治疗及外科医师手术技巧的完善，国内外胰腺手术尤其是胰腺癌根治术后并发症明显减少。根据最新回顾性分析国内近10年外科治疗的胰腺癌1802例，手术后总体并发症发生率为17%，其中胰十二指肠切除术术后出血性并发症的发生率为2%~18%。胰腺癌患者常合并潜在凝血功能低下，术中可能出现的大量失血及输血进一步加重凝血功能障碍。

脾破裂

脾破裂一般是为因胸腹部外伤或无明显外伤史，引起脾脏实质或包膜破裂出血的病例。根据脾破裂的范围及严重程度，对经保守治疗无效的脾破裂的手术方式分为脾破裂修补术，部分脾切除术及脾切除术。

脾切除术无论作为单独的治疗手段抑或辅助治疗方法，均较过去有了更广泛的普及，是治疗脾大、脾功能亢进、脾占位性病变、脾损伤、脾畸形等疾病的有效手段。脾切除在我国已是一种比较广泛开展的外科手术。对于没有粘连、一般肿大的脾脏来说，是一种比较典型的手术，但对于有广泛、紧密粘连或巨大的脾脏，常带来严重的困难，手术操作如有不当，常可发生不能控制的大出血，甚至导致休克、死亡；术后也可出现腹腔大出血和膈下脓肿等并发症，因此药物止血非常重要。

（二）用药指征

手术过程中每一个环节的操作要求动作轻柔、止血确切。绝对避免因牵拉等造成的不必要的医源性损伤出血。确切有效的结扎、缝扎、严密止血是最有效的减少手术术中术后出血的方法。

肝病患者常多伴有不同程度的凝血功能障碍；胰腺疾病患者，由于术前多合并胰岛素分泌紊乱，病理变化导致病变周围组织粘连，外科手术伤口愈合会增加凝血因子的消耗，因此，此类患者多伴有不同程度的凝血功能障碍。这种情况下，合理应用止血药物成为有效的治疗手段。

对于手术创伤较大，或手术创面渗血较多的患者，合理使用止血药十分必要。同时，应用止血药减少手术中失血，减少术后腹腔渗血、出血，减少腹腔引流量，不仅提高手术安全性，也有利于患者术后恢复，减少伤口与腹腔感染，缩短住院时间。

《临床路径释义·普通外科分册》（中册）治疗方案中提及脓肿穿刺引流术或肝脓肿切开引流术、根治性肝门胆管癌切除术、开腹胆囊切除术、腹腔镜胆囊切除术剥离显露范围较广泛，需要补充血容量药物，必要时可使用止血药，如尖吻蝮蛇血凝酶。

（三）止血治疗

■ 注射用尖吻蝮蛇血凝酶：术前 15~20 分钟给药 2 单位，缓慢静脉注射。由于其半衰期为 2.5 小时，手术时间预计超过 6 小时的患者，在手术开始后 3.5 小时追加给药 1 单位。术后根据需求与否再追加注射 2 单位。

■ 注射用白眉蛇毒血凝酶：术前一天晚肌注 1 单位，术前 1 小时肌注 1 单位，术前 15 分钟静注 1 单位，术后 3 天，每天肌注 1 单位。

■ 蛇毒血凝酶注射液：术前一天晚肌注 1 单位，术前 1 小时肌注 1 单位，术前 15 分钟静注 1 单位，术后 3 天，每天肌注 1 单位。

■ 注射用矛头蝮蛇血凝酶：术前一天晚肌注 1 单位，术前 1 小时肌注 1 单位，术前 15 分钟静注 1 单位，术后 3 天，每天肌注 1 单位。

二、胃肠外科

（一）概述

胃肠出血包括为上消化道出血及下消化道出血，手术过程中出血以及胃肠道手术术后出血。Treitz 韧带以上的食管、胃、十二指肠、胆管及胰管的出血为上消化道出血，常见于胃十二指肠溃疡、门静脉高压症、应激性溃疡、肿瘤出血、胆道出血、贲门黏膜撕裂综合征和血管结构不良等疾病。在普外科胃部大部切除患者术后近期的各类并发症当中，上消化道大出血是最为严重的类型之一。据国内相关报道，其临床发生率大约在 1%~2% 的范围内，但是研究结果也证明了，只要在手术前做好准确的定位诊断，并且在手术实施的过程中细心操作、仔细观察，使用先进的治疗技术，是可以避免患者发生术后近期上消化道出血的。胃术后出血归纳为以下几种类型：①吻合口出血。吻合口出血是胃手术患者术后近期出血最为常见的原因。②胃残端出血，胃残端出血也是胃手术患者术后近期出血的主要原因之一。③急性胃黏膜病变，由于此种原因所导致的早期出血在临床中比较少见，但是如果患者伴有感染或严重休克，则非常容易继发。

手术切除是胃癌的主要治疗手段，也是目前能治愈胃癌的唯一方法。对于早期或无进展期，无远处转移的胃癌行胃癌根治手术。而对于 T_4 期胃癌，行根治性胃癌联合脏器切除术。

小肠间质瘤是原发于小肠的胃肠间质瘤，为小肠最常见的间叶源性肿瘤，由突变的 c-kit 或血小板源性生长因子受体 α 基因驱动。小肠间质瘤的治疗原则仍然是以手术为主的综合治疗，手术治疗是首选的治疗方法，一般可进行肠断切除肠吻手术。

克罗恩病可发生于结肠和小肠，但以回肠及右半结肠最为常见。克罗恩病是一种以药物治疗为主的疾病，当其出现梗阻、出血、穿孔、内瘘等并发症以及药物治疗效果不佳时，可考虑外科治疗。根据患者全身和局部情况，可选择病变肠管切除吻合手术，如全身中毒症状重，一般较差的情况下，可选择病变肠管切除、切端肠管造瘘术。

急性或慢性炎症和特异性感染，先有弥漫性或局限性腹膜炎，腹腔脓肿的过程，脓肿自行穿破或手术切开后，开始表现为肠外瘘。治疗原则是纠正贫血、水电解质平衡失调、营养不良、合理有效引流、控制感染，加强瘘口管理，重视营养支持治疗，维持重要器官功能，防止并发症，设法闭合瘘口。疗效不佳时，行病变肠段切除肠吻合术。

肛裂是指肛管齿状线以下皮肤的纵向椭圆形溃疡。早期或急性肛裂表现为肛管黏膜的单纯撕裂，而慢性肛裂是指症状持续 8~12 周，表现为溃疡肿胀和纤维化。根据临床诊疗指南行肛裂切除术治疗。

肛周脓肿是外科常见的疾病，需通过外科手术治疗，一旦肛周脓肿诊断明确应早期手术治疗。手术治疗包括肛周脓肿切开引流、肛周脓肿一次性根治、挂线术等。

血栓性外痔早期可有肛门不适，潮湿不洁。当血栓较大时，局部疼痛较明显，尤其是排便和行走时疼痛。一般治疗包括增加水分摄入及膳食纤维，保持排便通畅，防止便秘和腹泻，温热坐浴，保持会阴清洁等。手术治疗血栓性外痔通常伴有明显的疼痛，应急诊手术减压、去除血栓。

（二）用药指征

在使用抑酸、保护黏膜制剂，生长抑素降低门脉压及内脏血流，以及压迫、钳夹基础上使用蛇毒血凝酶止血药，特异性地促进血管破损处形成血栓，对于除动脉搏动性出血外的广泛渗血有良好的止血效果，在出血早期就应该使用。另外，对于需要再次手术患者术前早期足量使用蛇毒血凝酶可减少手术创面毛细血管渗血及对手术部位、吻合口有良好的止血效果。由于微创技术的发展，及膜外科概念的推广，胃肠肿瘤手术的出血量明显地减少，大多数胃肠肿瘤根治手术的出血量可控制在50~100ml，甚至更少。但患者凝血功能不佳、服用抗凝药、清扫范围大、肿瘤外侵严重或侵及血管、预计出血的手术患者应术前早期足量使用蛇毒血凝酶，可减少手术创面毛细血管渗血及对手术部位、吻合口有良好的止血效果。

《临床路径释义·普通外科分册》（上册）治疗方案中提及对于胃癌根治手术和胃癌联合脏器切除术、克罗恩病手术、病变肠段切除肠吻合术剥离显露范围较广泛，必要时可使用止血药，如注射用尖吻蝮蛇血凝酶。

《临床路径释义·普通外科分册》（上册）治疗方案中提及对于小肠间质瘤手术中除麻醉常规用药外，根据患者术前RBC、Hb等指标及术中出血量情况，可输注悬浮红细胞、血浆、晶体人工胶体，必要时使用止血药物，如注射用尖吻蝮蛇血凝酶及血管活性药物等。

《临床路径释义·普通外科分册》（上册）治疗方案中提及对于肛裂、肛周脓肿、血栓性外痔的术后，可在伤口渗血时可换药、压迫出血或使用止血剂，如使用注射用尖吻蝮蛇血凝酶。

（三）止血治疗

1. 手术用药

■ 注射用尖吻蝮蛇血凝酶：术前 15~20 分钟给药 2 单位，缓慢静脉注射。由于其半衰期为 2.5 小时，手术时间预计超过 6 小时的患者，在手术开始后 3.5 小时追加给药 1 单位。术后根据需求与否再追加注射 2 单位。

■ 注射用白眉蛇毒血凝酶：术前一天晚肌注 1 单位，术前 1 小时肌注 1 单位，术前 15 分钟静注 1 单位，术后 3 天，每天肌注 1 单位。

■ 蛇毒血凝酶注射液：术前一天晚肌注 1 单位，术前 1 小时肌注 1 单位，术前 15 分钟静注 1 单位，术后 3 天，每天肌注 1 单位。

■ 注射用矛头蝮蛇血凝酶：术前一天晚肌注 1 单位，术前 1 小时肌注 1 单位，术前 15 分钟静注 1 单位，术后 3 天，每天肌注 1 单位。

2. 局部用药：在吻合口出血的创面，血凝酶 2 单位溶于 6~10ml 生理盐水，经消化道冲洗出血创面。

三、一般外科

（一）概述

乳腺癌

乳腺癌是女性最常见的恶性肿瘤之一，全世界每年约有 120 万妇女患乳腺癌，50 万人死于乳腺癌。乳腺癌治疗以手术为主，手术适应证为国际临床分期的 0、Ⅰ、Ⅱ 及部分Ⅲ期的患者，主要手术方式包括乳腺单纯切除、乳腺癌改良根治、乳腺癌扩大根治手术等。

甲状腺癌

甲状腺癌是目前发病率增加最快的恶性肿瘤，其中甲状腺乳头状癌超过95%，大部分甲状腺癌起源于滤泡上皮细胞。甲状腺癌治疗以外科手术治疗为主，包括单叶甲状腺切除或双叶甲状腺切除，以及中央组淋巴结清扫，确定有颈侧区淋巴结转移者，可同时进行功能性颈淋巴结清扫手术。

（二）用药指征

乳腺癌根治手术创面大，术中术后出血以创面的毛细血管渗血为主，是应用止血药物，如应用尖吻蝮蛇血凝酶。甲状腺血供丰富，手术创面出血较多，特别是术后出血的局部血肿，可导致严重后果。有明确的指征在围术期应用止血药物如尖吻蝮蛇血凝酶。

（三）止血治疗

■ 注射用尖吻蝮蛇血凝酶：术前15~20分钟给药2单位，缓慢静脉注射。由于其半衰期为2.5小时，手术时间预计超过6小时的患者，在手术开始后3.5小时追加给药1单位。术后根据需求与否再追加注射2单位。

■ 注射用白眉蛇毒血凝酶：术前一天晚肌注1单位，术前1小时肌注1单位，术前15分钟静注1单位，术后3天，每天肌注1单位。

■ 蛇毒血凝酶注射液：术前一天晚肌注1单位，术前1小时肌注1单位，术前15分钟静注1单位，术后3天，每天肌注1单位。

■ 注射用矛头蝮蛇血凝酶：术前一天晚肌注1单位，术前1小时肌注1单位，术前15分钟静注1单位，术后3天，每天肌注1单位。

四、其他普通外科手术

（一）概述

疝是指体内某个脏器或组织离开其正常解剖部位，通过先天或后天形成的薄弱点，缺损或孔隙进入另一个部位。疝多发于腹部。腹外疝主要包括腹股沟疝，股疝，切口疝，脐疝，白线疝等。疝的治疗主要分为外科手术治疗和保守治疗。手术治疗是根治疝的唯一方法。手术方法主要有：传统的疝修补术、无张力疝修补术、经腹腔镜疝修补术。

（二）用药指征

疝手术修补人工间隙空间通常狭小，操作器械使用受限制，出血易影响手术视野，经验不足可以导致手术失败，甚至失血性休克和死亡等。因此，确切处理术中出血至关重要。

（三）止血治疗

■ 注射用尖吻蝮蛇血凝酶：术前 15~20 分钟给药，2 单位，缓慢静脉注射。由于其半衰期为 2.5 小时，手术时间预计超过 6 小时的患者，在手术开始后 3.5 小时追加给药 1 单位。术后根据需求与否再追加注射 2 单位。

■ 注射用白眉蛇毒血凝酶：术前一天晚肌注 1 单位，术前 1 小时肌注 1 单位，术前 15 分钟静注 1 单位，术后 3 天，每天肌注 1 单位。

■ 蛇毒血凝酶注射液：术前一天晚肌注 1 单位，术前 1 小时肌注 1 单位，术前 15 分钟静注 1 单位，术后 3 天，每天肌注 1 单位。

■ 注射用矛头蝮蛇血凝酶：术前一天晚肌注 1 单位，术前 1 小时肌注 1 单位，术前 15 分钟静注 1 单位，术后 3 天，每天肌注 1 单位。

（刘颖斌 梅佳玮 修典荣 李智飞 朱明炜 程 石）

第二节 在神经外科的应用

一、概述

脑组织重量虽不及全身体重的 3%，但血流量却占据全身血流量的 20%。脑组织的结构层次多，任何一个层次的组织出血与止血不完善均可能成为术中、术后出血的风险因素。神经外科围手术期出血主要是指因各种原因导致的手术部位发生出血或再出血，重者可致患者出现颅内压增高、脑水肿，危重者可引起中枢性呼吸循环衰竭、脑疝，甚至危及生命。神经外科手术在止血效果的要求上比其他的外科手术更为苛刻。因为，继发血肿是神经外科术后较常见的致死性并发症，降低神经外科术后血肿发生率至关重要，术中大量失血是开颅手术术后血肿的危险因素之一，所以减少术中术后出血量就能明显降低术后血肿的发生。

同时鉴于止血技术的复杂性和多样性，出血危险因素多存在于血管和组织的剥离损伤中，因此预防手术出血的原则在于：①术前进行系统评估，以预防出血为主，医务人员要全面评估患者有无出血的危险因素，对服用阿司匹林进行抗血小板治疗者，术前应停药 3~5 天；对高血压患者术前应积极控制血压平稳，并预防性应用血凝酶。②术中采用彻底、有效的止血措施，合理使用止血器械，恰当使用止血材料，合理应用血凝酶；同时保持手术野清晰，止血彻底，一旦失血过多或止血不彻底可造成术后再次出血而形成颅内血肿，有可能危及生命。除止血器械、骨蜡、明胶海绵等外，手术区域局部应用血凝酶，可以减少术中出血，多项外科应用证实蛇毒血凝酶的疗效、安全性可靠。③术后严密观察出血倾向，及时处理和应对，而非手术开始后才考虑止血的问题。因此，围术期出血的有效预防和治疗成为手术成功的关键。

Sang 等对颅脑手术术后血肿发生危险因素的分析发现，941 例颅脑手术中，术中出血量>800ml 患者是出血量<800ml 的 3.14 倍；对照组出血量>800ml 的占 65.16%，应用蛇毒血凝酶药物实验组术中出血量>800ml 的占 11.49%。本研究结果显示，蛇毒血凝酶组术中出血量、术后24 小时引流量均明显少于对照组。因此，应用蛇毒血凝酶药物后，在颅脑手术中术后的出血量的减少，能较好地降低患者术后严重并发症的发生率。从尖吻蝮蛇蛇毒中提取的尖吻蝮蛇血凝酶具有止血功能，没有血小板凝聚作用、不影响凝血酶原数量和血小板数量、不激活凝血因子 ⅩⅢ，因此无血栓形成风险。综上所述，术前静脉注射尖吻蝮蛇血凝酶，可通过减少出血量从而降低术后并发症的发生率，值得推广应用。神经外科手术应用尖吻蝮蛇血凝酶的经济学研究表明应用尖吻蝮蛇血凝酶能够在一定程度上降低术后血肿发生率。在基于蒙特卡洛模拟的模型分析中发现，神经外科手术注射尖吻蝮蛇血凝酶的 CIER<人均 COP，说明为了降低术后血肿发生而增加的成本是值得的。

垂体腺瘤

功能性垂体腺瘤多有垂体激素水平异常导致的症状，如闭经、泌乳、肢端肥大、Cushing 综合征等。无功能垂体腺瘤在女性发病初期多有月经不规律、闭经等。除垂体催乳素腺瘤应首选药物治疗外，临床发现的垂体腺瘤特别是功能性垂体腺瘤患者，或无功能垂体腺瘤患者出现性功能异常或视力、视野受损的表现，应首选行蝶入路垂体腺瘤切除术治疗。

创伤性急性硬脑膜下血肿

由于有较重的外伤史，创伤性急性硬脑膜下血肿多伴有较重的脑损伤，其临床特点为在脑挫裂伤症状的基础上，又加脑受压的表现。创伤性急性硬脑膜下血肿诊断明确的患者，在合适的情况下应行硬脑膜下血肿清除术。

自发性脑出血

自发性脑出血指颅内非外伤导致的血管破裂，形成颅内血肿占位效应，压迫相应脑实质，引起颅内压快速升高，早期致死率高达40%~50%，幸存者多留有运动、认知、情感或语言障碍等后遗症。高血压、动静脉畸形、烟雾病、血管炎、瘤卒中及凝血功能障碍等都可导致脑出血，其中最常见病因为高血压导致的颅内细小动脉硬化，约占发病率的80%。由于血流动力学的特殊性，破裂动脉以豆纹动脉最为常见，其次为丘脑穿通动脉、丘脑膝状动脉及脉络丛后内动脉。由于发病位置多位于基底节区，血肿占位多压迫同侧内囊传导束，引起相应的对侧躯体偏瘫偏盲偏身感觉障碍及失语等局灶性神经功能缺损症状。

缺血性卒中

缺血性脑卒中，又称脑梗死，是指各种原因所致脑动脉主干或分支动脉管腔狭窄、闭塞或血栓形成，引起脑局部血流减少或中断，导致受累脑组织缺血、缺氧性坏死，出现局灶性神经系统症状及体征。我国依据其发病机制及临床表现，常将缺血性脑卒中分为腔隙性脑梗死、脑栓塞、脑血栓形成这三个主要类型。腔隙性脑梗死最常见病因是高血压、动脉粥样硬化和微栓子等，脑栓塞则分为心源性、非心源性、来源不明性栓子，脑血栓形成动脉炎和动脉粥样硬化。

急性颅脑损伤合并应激性溃疡

应激性溃疡，是指机体在严重创伤、烧伤、感染、休克、大手术（如颅内神经外科手术）和其他中枢神经疾病、严重的急慢性系统疾病（脓毒败血症、心肺功能不全）等多种危急重症情况下或严重心理疾病等应激状态下，发生的急性胃、十二指肠黏膜糜烂、溃疡形成为主要特征的急性应激性病变。

患者在颅脑损伤的基础上出现的应急性溃疡，常无明显的前驱症状，如上腹痛、反酸等，主要临床表现为上消化道出血（典型症状如呕血、黑便）与失血性休克的症状，若出现上述症状，应当考虑应激性溃疡的发生；部分患者无明显出血，但胃液或粪便潜血试验阳性、血常规检查提示血红蛋白浓度降低幅度>20g/L，应当警惕应激性溃疡伴出血的可能。

应激性溃疡多以胃底、胃体部为主，也可见于食管、胃窦、十二指肠及空肠，内镜下可见典型多发性黏膜糜烂、溃疡表现。

二、用药指征

《临床路径释义·神经外科分册》中垂体腺瘤、创伤性急性硬脑膜下血肿、创伤性闭合性硬膜外血肿临床路径中术中用药均提及止血药的应用。颅前窝底脑膜瘤、颅后窝脑膜瘤、垂体腺瘤、小脑扁桃体下疝畸形、三叉神经痛、慢性硬脑膜下血肿、大脑凸面脑膜瘤、三叉神经良性肿瘤临床路径给药方案中围术期用药提及预防性应用止血药物，创伤性急性硬膜下血肿、大脑半球胶质瘤、椎管内神经纤维瘤术后用药提及止血药物。为更好对临床路径进行解释说明和补充说明，临床专家对术中应用止血药进行详细说明，如垂体腺瘤、创伤性急性硬脑膜下血肿术中止血药可应用尖吻蝮蛇血凝酶。

三、止血治疗

■ 注射用尖吻蝮蛇血凝酶：术前15~20分钟给药2单位，缓慢静脉注射。由于其半衰期为2.5小时，手术时间预计超过6小时的患者，在手术开始后3.5小时追加给药1单位。术后根据需求与否再追加注射2单位。

■ 注射用白眉蛇毒血凝酶：术前一天晚肌注1单位，术前1小时肌注1单位，术前15分钟静注1单位，术后3天，每天肌注1单位。

■ 蛇毒血凝酶注射液：术前一天晚肌注1单位，术前1小时肌注1单位，术前15分钟静注1单位，术后3天，每天肌注1单位。

■ 注射用矛头蝮蛇血凝酶：术前一天晚肌注1单位，术前1小时肌注1单位，术前15分钟静注1单位，术后3天，每天肌注1单位。

（冯　华　谭　亮）

第三节　在胸外科的应用

一、概述

外科手术可因组织损伤和血管断裂而产生不同程度的出血，手术出血会诱发全身性或局部性、速发性或迟发性并发症，造成不良后果。胸外科手术切口大、时间长、手术分离创面大，非常容易出血。另外，由于心肺和膈肌抗纤维作用，胸部血管分支近主动脉压力大，打开的胸腔较难止血，尤其是手术后胸管开放引流，胸膜腔负压，血压升高可以导致已止血小血管的再出血，所以术后每天引流量常常达到几百毫升。随着对输异体血并发症的认识和节约用血意识的提高，术中严密止血，术后合理使用止血药物引起越来越多的外科医师重视。

术后出血是胸外科手术后最为常见的并发症，出血后大量输库血，不仅造成肺、肾、心脑等脏器微血栓阻塞微循环，影响脏器功能，且可带来血源性疾病，增加患者的痛苦和医疗费用，直接影响患者的恢复和预后。因此，尽量不输血或少输血，以减少由此带来的不良反应已是大势所趋，早期预防和治疗术后出血非常重要。并且关胸操作之后胸腔内处于负压状态，即使出血点很小也有可能导致出现较多的出血，甚至需要再次接受开胸止血治疗。

传统常用止血芳酸（氨甲苯酸）通过抗纤维蛋白溶解而达到止血效果，但在低容量患者有诱发血栓形成、导致凝血的危险，酚磺乙胺（止血敏）、卡巴克络（安络血）止血作用弱，且起不到真正促进凝血的作用。

非侵袭性胸腺瘤

非侵袭性胸腺瘤是指在生物学行为上表现为膨胀性生长，CT上表现为：肿块形态规则、边缘光滑、清晰，与周围脏器脂肪间隙清晰，密度大都均匀。在临床上属于 I 期，组织学上多为 A 型、AB 型；肿瘤完整切除后不易复发。手术切除是治疗胸腺瘤最有效的方法。根据肿瘤的大小和外侵程度可以选择胸腔镜、全部或部分经胸骨正中切口、胸前外侧切口、胸骨扩大切口、联合胸前外侧切口或做"T"形切口。

肺良性肿瘤

肺良性肿瘤是指发生于肺或支气管的无浸润和转移能力的肿瘤。一般患者可无自觉症状，多在行胸部 X 线检查时发现肺部阴影。临床上常见有错构瘤、炎性假瘤、软骨瘤、纤维瘤、平滑肌瘤、血管瘤和脂肪瘤等。肺部的良性肿瘤从影像学上与肺癌很难鉴别，术前难以明确诊断。有些肺部良性肿瘤，又有发生癌变的可能，因此一般主张及早手术切除。

纵隔良性肿瘤

纵隔良性肿瘤是指发生于纵隔内的边界清楚、包膜完整的肿瘤。纵隔肿瘤可有多种来源，如良性畸胎瘤、肠源性囊肿、神经源性肿瘤等。纵隔良性肿瘤具有形态规则，边界清晰，一般有完整包膜的特点，切除术后不容易复发及转移，适合于纵隔良性肿瘤切除术。

支气管扩张

支气管扩张症是指支气管及其周围肺组织慢性化脓性炎症和纤维化，使支气管壁的肌肉和弹性组织破坏，导致支气管的变形及持久扩张。合并大咯血的患者需要先给予止血治疗，需要时可选用止血药，如尖吻蝮蛇血凝酶。

气管恶性肿瘤

气管恶性肿瘤即气管的原发恶性肿瘤，大多是鳞状上皮细胞癌和腺样囊性癌，好发于成年人。原发性气管恶性肿瘤大多生长于软骨环与膜部交界处。气管肿瘤根据肿瘤的部位、性质、大小和范围可采取不同术式的气管切除，包括气管纵行切开肿瘤切除术、气管窗型切除术和气管袖式切除术。

纵隔恶性畸胎瘤

纵隔恶性畸胎瘤诊断主要靠病理诊断，有时术前穿刺病理因组织取材量少或取材位置等原因，可能难以明确诊断，需要待术后病理。纵隔恶性畸胎瘤主要诊断及治疗方式为手术切除。

二、用药指征

胸外科手术术前预防出血，术中、术后止血。另外，患者无以下禁忌证：对蛇毒血凝酶成分过敏者、有血栓病史者、弥散性血管内凝血（DIC）及血液病所致的出血可以使用蛇毒血凝酶进行术前预防出血和术中、术后止血。研究证实术前及术后应用常规剂量蛇毒血凝酶，术中出血量及术后各时点胸腔引流量均明显少于对照组，说明蛇毒血凝酶在胸外科手术中的止血效果是非常显著的。

《临床路径释义·胸外科分册》提及非侵袭性胸腺瘤、肺良性肿瘤、气管恶性肿瘤、纵隔恶性畸胎瘤、纵隔良性肿瘤手术治疗时，必要时可选用止血药，如尖吻蝮蛇血凝酶。

三、止血治疗

■ 注射用尖吻蝮蛇血凝酶：术前15~20分钟给药2单位，缓慢静脉注射。由于其半衰期为2.5小时，手术时间预计超过6小时的患者，在手术开始后3.5小时追加给药1单位。术后根据需求与否再追加注射2单位。

■ 注射用白眉蛇毒血凝酶：术前一天晚肌注1单位，术前1小时肌注1单位，术前15分钟静注1单位，术后3天，每天肌注1单位。

■ 蛇毒血凝酶注射液：术前一天晚肌注1单位，术前1小时肌注1单位，术前15分钟静注1单位，术后3天，每天肌注1单位。

■ 注射用矛头蝮蛇血凝酶：术前一天晚肌注1单位，术前1小时肌注1单位，术前15分钟静注1单位，术后3天，每天肌注1单位。

（郭家龙）

第四节　在泌尿外科的应用

一、概述

泌尿外科术中及术后出血较为常见，尤其是经尿道膀胱肿瘤电切术及经尿道前列腺电切术，术中出血更是难以避免，因此术中术后止血药物的应用至关重要。对于非肌层浸润性膀胱癌，经尿道膀胱肿瘤电切术作为目前主流的治疗手段，术中创面多较大，术中出血影响术者手术视野，增加手术难度。对于良性前列腺增生的患者，由于手术中前列腺内的纤维蛋白溶酶大量释放进入血液循环，激活纤维蛋白溶解系统，不易形成凝血块，术后出血是此术式常见的并发症。蛇毒血凝酶是外科围术期常用的止血药物，临床应用广泛。

前列腺增生

前列腺增生（BPH）是指因前列腺间质和腺体成分增生，前列腺体积增大，引起男性排尿障碍的一种常见良性疾病。组织学上 BPH 多于 40 岁以后出现，之后随年龄增加发病率逐渐增高，60 岁男性中有超过一半存在 BPH，而在 80 岁男性中有 83% 存在 BPH。除了发病率的增长，患者症状的严重程度也随患者年龄增加而增加，主要表现为下尿路症状加重，最大尿流率进行性下降，同时一些并发症也逐渐出现，如反复血尿、反复尿路感染、膀胱结石、急性尿潴留以及肾功能损伤等。前列腺增生未引起明显梗阻时可观察等待；梗阻较轻或不能耐受手术时可应用药物治疗或非手术微创治疗；梗阻症状严重出现反复尿潴留、反复血尿、反复泌尿系感染、膀胱结石或继发上尿路积水时建议采用手术治疗，目前临床上采用最多的同时也是最经典的手术方式就是经尿道前列腺切除术。该手术能够明显改善患者下尿路症状，出血是该术式最主要的并发症，有约 2% 的患者因术中出血过多及创面吸收过多的冲洗液导致经尿道电切综合征的产生。

膀胱癌

膀胱癌是泌尿外科最常见的肿瘤之一，绝大多数来源于尿路上皮组织，其中约 90% 为移行上皮癌。我国膀胱癌发病率男性约为女性的 3 倍，膀胱肿瘤的病理类型、分化程度、生长方式、浸润深度对疾病的预后影响很大，尤其是分化程度及浸润深度对疾病预后的影响最大。膀胱癌多采用 TNM 分期标准，根据癌组织浸润膀胱壁的深度，分为 Tis 原位癌；Ta 非浸润性乳头状癌；T_1 肿瘤侵犯上皮下结缔组织；T_2 肿瘤侵犯膀胱肌层；T_3 肿瘤侵犯膀胱周围组织；T_4 肿瘤侵犯前列腺、精囊、子宫、阴道、盆壁和腹壁，其中 Tis、Ta、T_1 称为非肌层浸润性膀胱癌（NIMBC），$T_{2\sim4}$ 称为肌层浸润性膀胱癌（IMBC）。对于 NIMBC 患者，多采用经尿道手术治疗辅助术后膀胱灌注治疗；对于可根治性切除肿瘤的 IMBC 患者，多采用根治性膀胱切除治疗。对于膀胱根治性切除术手术创面（盆腔切除的组织多、面积大）大、渗血（盆腔血管丰富且交通支多）多，给予适量止血药物可以促进凝血过程，减少和控制术中、术后的出血量，保证手术视野清晰，提高手术安全和成功率，减少围手术期的输血率，从而提高术后生存率。因此在这种情况下，合理应用止血药物成为有效的治疗手段之一。

肾结石

肾结石可无明显症状，特别是较大的鹿角形肾结石，为查体时偶然发现。肾结石的典型症状为疼痛和血尿。疼痛可表现为间歇发作的疼痛，分为钝痛和绞痛。血尿多表现为镜下血尿。其他症状包括恶心、呕吐、腹胀、便秘及排石史，合并尿路梗阻和泌尿系感染时可出现相关的临床表现。

肾结石目前常用的治疗方法包括体外冲击波碎石术（ESWL）、经皮肾镜取石术（PCNL）、输尿管软镜、腹腔镜取石术及开放手术等。

输尿管结石

输尿管结石可以出现腰或侧腹部绞痛、钝痛、血尿等，也可因继发肾盂肾炎出现发热、寒战等症状，近膀胱入口处输尿管结石可有尿频、尿急等下尿路刺激症状。有些输尿管结石无任何症状，仅检查发现镜下血尿，影像学检查显示结石。有些患者有多次自行排石史。

输尿管结石的治疗方式有多种，包括肾绞痛时镇痛治疗、药物排石溶石治疗、体外震波碎石（EWSL）、输尿管镜碎石取石术、腹腔镜取石术及开放手术等。

二、用药指征

泌尿外科中前列腺和膀胱手术都是出血较多的手术，有研究表明尖吻蝮蛇血凝酶在泌尿外科手术中不仅凝血作用显著，而且还能保持凝血指标接近正常范围。《临床路径释义·泌尿外科分册》提及经尿道膀胱肿瘤电切术、经尿道前列腺电切术、经皮肾镜取石术、经输尿管镜碎石取石术必要时可选用止血药尖吻蝮蛇血凝酶。

三、止血治疗

1. 手术用药

■ 注射用尖吻蝮蛇血凝酶：术前15~20分钟给药2单位，缓慢静脉注射。由于其半衰期为2.5小时，手术时间预计超过6小时的患者，在手术开始后3.5小时追加给药1单位。术后根据需求与否再追加注射2单位。

■ 注射用矛头蝮蛇血凝酶：术前一天晚肌注1单位，术前1小时肌注1单位，术前15分钟静注1单位，术后3天，每天肌注1单位。

2. 局部用药

前列腺手术后，还可进行局部加用蛇毒血凝酶，将蛇毒血凝酶2单位加入60ml生理盐水，经侧孔灌注膀胱，保留20分钟后排出，之后继续常规冲洗，每日2次，共3天。

（龚　侃　彭　翔）

第五节　在骨科的应用

一、概述

骨科手术出血主要是术野和骨创面的渗血。止血机制主要依赖局部血液凝固。外科止血方法如常规的压迫、电凝等不是非常理想，而且延长手术时间。临床常采用的控制性降压和止血药物等方法能减少出血，保持术野清晰，从而减少异体输血量和缩短手术时间。但是选择药物时要考虑到对患者围术期凝血功能的影响。因为骨科手术剥离骨创面过程中会有一些促凝物质进入血液，另外手术和疼痛应激使患者术后处于高凝状态。而且多数骨科患者术后需要卧床制动。所以术后发生静脉血栓的风险比较高，因此在选择止血药时不能影响正常的凝血功能。

膝关节疾病

膝关节镜手术对半月板损伤有明确疗效。膝关节镜作为成熟 MIS 技术，虽然创伤不大，但由于关节镜置入膝关节腔过程难免损伤局部皮肤及关节腔内滑膜等软组织，并且半月板靠近关节囊附近富含血供，术中、术后创面渗血、出血往往导致局部关节腔内血肿，引发关节肿胀、疼痛，影响手术效果，从而影响术后功能是临床关注的重点。膝关节镜术后由于创伤导致关节腔内毛细血管破裂、出血同时增加血管壁通透性，从而使血管内液外渗至周围组织间隙及关节腔内，使其形成血肿造成物理性压迫以及由于炎性反应物质刺激关节腔内局部神经末梢从而导致关节肿胀、疼痛。手术造成的血管损伤、扩张充血，及微小血栓形成导致局部微循环不畅，大量炎性细胞在局部浸润及其释放大量炎性物质，并且损伤部位及其周围组织血浆、纤维蛋白原等血液内容物增多，从而使组织间胶体渗透压增高，进而引起组织发生水肿，加重疼痛。为减少术后关节肿胀及疼痛，除了术前操作者严格掌握手术适应证，术中规范化操作，术后正确的康复训练，良好的术后镇痛及止血也至关重要。

髋关节疾病

髋关节疾病指髋部先天性病变和后天损伤引起的疾病，主要包括髋关节发育不良和股骨头坏死，多行髋关节置换手术治疗。人工关节置换术创伤大出血多，骨髓腔和髋臼的出血无法通过如结扎血管、纱布压迫、电凝等外科方法达到止血的目的。手术中可以回收患者的出血，但术后的渗血并不能回收，如果术后出血较多仍需及时输入一定量的库血，以稳定循环功能。但输入库血不但增加医疗费用，还可增加感染血源疾病的概率，直接影响患者的恢复和预后。因此，应用多种有效的方法减少手术出血是十分必要的。对于髋关节置换术这样出血量较多的大型手术，使用常规剂量的蛇毒血凝酶，临床研究结果表明，髋关节置换手术术前预防性使用蛇毒血凝酶，能明显减少术中及术后出血量。

脊柱疾病

脊柱解剖形态特殊，手术过程中很多止血方式受到限制，同时在手术中需要剥离较多的肌肉组织，容易引起出血，且出血量较大。脊柱手术中失血可能会带给患者严重的后果，随着脊柱手术的大量开展，此类问题越来越受到人们的重视。手术中可靠的止血不仅有利于保障患者的安全，还可以节约珍贵的血液资源，同时能促进术后康复，缩短患者的住院时间。减少脊柱外科手术中出血的方法种类多样，随着相关研究的推进也取得了新的成果，在术中合理的应用止血药可以控制创面渗血，保证术野清晰，提高手术成功率。

青少年特发性脊柱侧凸手术治疗方式包括侧凸后路矫形术、侧凸前路矫形术、侧凸前后路联合矫形术。

退行性腰椎管狭窄症是指随着年龄增加，患者腰椎发生退行性改变，引起腰椎间隙狭窄，椎间孔减小，椎管短缩和椎管容积减少，导致马尾神经或相应的神经根受压，继而产生较明显的临床表现。椎管减压或加用内固定、椎骨融合是治疗腰椎管狭窄症常用的手术方式。

强直性脊椎炎是以骶髂关节和脊椎韧带附着点炎症为主要症状的疾病。强直性脊椎炎后凸畸形手术治疗方式为截骨矫形。

骨折

骨折是外伤性常见疾病，正确的诊断与分类需依靠正侧位 X 线片。手术指征为：有移位的骨折；无法手法复位外固定或保守治疗失败。骨折以及骨科手术过程中有大量出血，血凝酶的应用可以减少出血。

二、用药指征

《临床路径释义·骨科分册》中腰椎间盘突出症临床路径给药方案中指出围术期预防性、重度膝关节骨关节炎、尺桡骨干骨折临床路径指出青少年特发性脊柱侧凸行后路矫正术治疗方案中必要时使用止血药，如注射用尖吻蝮蛇血凝酶。退变性腰椎管狭窄症术中，强直性脊柱炎后凸畸形术中，髋关节炎临床路径给药方案中，膝内翻临床路径给药方案中指出术中用药止血药。为更好对临床路径进行解释说明和补充说明，临床专家对术中应用止血药进行详细说明，如尺桡骨干骨折、强直性脊柱炎后凸畸形、青少年特发性脊柱侧凸、退变性腰椎管狭窄症术中均可应用尖吻蝮蛇血凝酶。

三、止血治疗

1. 手术用药

■ 注射用尖吻蝮蛇血凝酶：术前 15~20 分钟给药 2 单位，缓慢静脉注射。由于其半衰期为 2.5 小时，手术时间预计超过 6 小时的患者，在手术开始后 3.5 小时追加给药 1 单位。术后根据病情需要可再追加注射 2 单位。

■ 注射用矛头蝮蛇血凝酶：术前一天晚肌注 1 单位，术前 1 小时肌注 1 单位，术前 15 分钟静注 1 单位，术后 3 天，每天肌注 1 单位。

2. 全身用药： 所有行全膝关节置换术的患者均在术中使用气囊止血带，压力为患者外周收缩压基础值的 2 倍，止血带的使用时间为 90~105分钟，位置为股骨中上 1/3 处。在止血带放气前 15 分钟给予静脉注射2U 血凝酶。

（蔡　林　谢远龙）

第六节 在呼吸科的应用

一、概述

喉部以下的呼吸器官（即气管、支气管或肺组织）出血，经口腔咯出称咯血。炎症或肿瘤破坏病灶处的毛细血管或支气管黏膜，使得毛细血管的通透性增加或黏膜下的血管破裂，这时咯血量一般较小；若病变侵蚀小血管引起血管破溃可出现中等量的咯血；若病变引起小动脉、小动静脉瘘或曲张的黏膜下静脉破裂，或存在严重而广泛的毛细血管炎症造成血管的破坏或通透性增加，常表现为大咯血。咯血尤其是危及生命的大咯血是临床常见的急危重症，死亡率很高，死亡原因主要为失血性休克或窒息。

咯血的原因众多，可以是肺部疾病所致，也可能为心脏病、血液病、结缔组织病等的肺部症状。但常见的病因根据部位和发生机制可分为4大类：①感染性疾病：如肺结核、支气管炎、支气管扩张症、肺炎（肺脓肿）。②支气管肺癌。③循环系统疾病：如风湿性心脏病、肺栓塞、高血压病等。④其他全身性疾病：如白血病、血友病、弥散性血管内凝血、凝血功能障碍、尿毒症、流行性出血热、肺出血肾炎综合征等。气管支气管部位出血是大咯血的主要病因。最多见的病因为支气管扩张，次为慢性支气管炎、支气管肺癌、支气管异物、支气管内膜结核等。

咯血的治疗方法有很多，主要包括①药物治疗：收缩血管的止血药、血管扩张药物、纠正凝血障碍的药物、作用于血小板的止血药等。②支气管动脉血栓介入治疗。③支气管镜检。④手术治疗等。一旦发生咯血，药物治疗可作为首选的治疗方案，重点是及时制止出血，保持呼吸道通畅，防止气道阻塞，维持患者生命功能，并同时进行病因治疗。除病因治疗外，常应用止血药物。

二、用药指征

对咯血进行药物治疗时，首先要明确出血量和出血位置。少量咯血指 24 小时内咯血小于 100ml；中等量咯血指 24 小时内咯血 100~500ml；大咯血是指在 24 小时内咯血量超过 500ml 或一次咯血量在 300ml 以上，或持续咯血需输液以维持血容量，以及因咯血而引起气道阻塞导致窒息者。对于少量咯血，如痰中带血，一般无须特殊处理，适当减少活动量，对症治疗即可；中等量咯血者应卧床休息，大量咯血者应绝对卧床休息。对于大咯血的药物治疗，目前多采用常规止血药及垂体后叶素，垂体后叶素可以收缩支气管动脉、肺动脉，有内科"止血钳"之称，是治疗咯血的传统用药。但高血压、冠心病、肺动脉高压、妊娠患者禁用。常引起腹痛、腹泻、便秘、血压增高、胸闷、头痛等副作用，使用受到明显限制。

三、止血治疗

1. **全身用药**：注射用尖吻蝮蛇血凝酶、注射用矛头蝮蛇血凝酶：每日注射 2 单位，用药 3 天。

2. **局部用药**：局部雾化吸入血凝酶：2 单位的血凝酶加入喷雾器，每次吸入时间为 10~15 分钟，每 12 小时 1 次。

（陈悦丹　刘元波）

第七节　在消化科上消化道出血中的应用

一、概述

上消化道出血（UGIB）系指屈氏韧带以上的消化道，包括食管、胃、十二指肠和胰胆等病变引起的出血。上消化道出血起病急、进展快，常表现为急性大量出血，危及患者生命，是消化系统常见临床急症，我国报道的病死率为2.5%~10.0%。该病以呕血和黑便为主要症状。引起上消化道出血的原因很多，大多为上消化道器质性病变，如炎症、机械损伤、血管畸形、肿瘤等，少数病例则是由于邻近器官病变累及所致，或全身性疾病的一种表现。临床上最常见的出血病因是消化性溃疡、食管胃底静脉曲张破裂、急性糜烂出血性胃炎、胃癌，这些病因占上消化道出血的80%~90%。上消化道出血的部位以十二指肠为多见，其次为胃、食管和吻合口。80%的上消化道出血具有自限性，急性大量出血的死亡率达到10%，主要是持续性出血和反复出血者，60岁以上患者出血死亡率占30%~50%。

上消化道大量出血病情急、变化快，严重者可危及生命，应采取积极措施进行抢救。上消化道出血的常规治疗以病因不同分为非静脉曲张性上消化道出血和静脉曲张性上消化道出血的治疗。非静脉曲张性上消化道出血的治疗选择包括：①保守治疗：是所有治疗的基石，包括抗休克、迅速补充血容量。在此前提下，根据不同类型的上消化道出血再选择相应的止血措施，包括：抑酸药物治疗（主要用于上消化道溃疡出血）；止血药物治疗；内镜下止血治疗；选择性血管造影及栓塞治疗。②手术治疗。而对于静脉曲张性上消化道出血的治疗，目前国内外学者普遍认为，对于急性静脉曲张性上消化道出血以保守为主，可采用药物治疗、内镜下套扎或硬化剂注射、三腔两囊管压迫等，对于反复的出血患者可待肝功能好转后考虑经颈静脉肝内门体静脉分流术、断流术、选择性分流术及肝移植等治疗方法。

二、用药指征

研究证明蛇毒血凝酶治疗消化系统疾病包括急性胃黏膜病变、胃溃疡、十二指肠球部溃疡、复合型溃疡、吻合口溃疡、球后溃疡、应激性溃疡、食管胃底静脉曲张破裂出血、Dieulafoy 病、出血性胃炎、十二指肠憩室炎、胃息肉、胃癌等导致的出血效果有效、安全。另外，蛇毒血凝酶联合质子泵抑制剂治疗上消化道出血作用迅速可靠，给药途径广，尤其是消化性溃疡引起的出血，弥补了凝血酶等只能口服、禁忌注射而限制在急救中的应用。此外，还有研究显示，蛇毒血凝酶联合生长抑素治疗肝硬化合并急性上消化道出血，具有速效、高效、安全等优点。

三、止血治疗

1. 全身用药

■ 注射用尖吻蝮蛇血凝酶：每次 2 单位，缓慢静脉注射。

■ 注射用矛头蝮蛇血凝酶、注射用白眉蛇毒血凝酶、蛇毒血凝酶：每次 1~2 单位，静注、肌肉或皮下注射。

2. 局部用药：注射用矛头蝮蛇血凝酶、注射用白眉蛇毒血凝酶、蛇毒血凝酶：每次 1~2 单位，内镜下出血灶周围黏膜下局部注射。

（邢瑞娴 刘元波）

第八节　在耳鼻喉科的应用

一、概述

耳鼻喉科手术的解剖较复杂，腔小洞深，具有一定特殊性，外科常规使用的钳夹、缝合等方法常难以操作。为减少耳鼻喉手术中、术后出血，提高手术效果，常采用一些局部或全身止血药物。蛇毒血凝酶是围术期常用的止血药物，应用较为广泛。

鼻出血

鼻出血是临床常见症状之一，多因鼻腔病变（如鼻炎、鼻窦炎、鼻息肉、鼻中隔偏曲等）或者鼻腔手术（鼻息肉、鼻腔良恶性肿瘤切除术等）引起，也可由全身疾病引起，偶有鼻腔邻近病变出血经鼻腔流出者。鼻出血的治疗原则是"先治标，后治本"。常先作局部止血，再行全身治疗。

鼻出血治疗有多种方法，包括填塞、烧灼（激光、微波、射频、电凝）、压迫和选择性血管栓塞等。近年来，随着鼻内镜技术的发展，鼻内镜在鼻出血止血中的应用越来越广泛。止血期间要积极治疗原发病，有高血压的要配合降压治疗；患有血液病的鼻出血患者，止血后最好转内科治疗，以免贻误病情。输血治疗对于严重鼻腔出血的患者是必要的。对老年鼻出血患者，应密切监测血压、脉搏的变化，准确估计失血量，判断有无失血性休克的表现，有针对性的采取不同的止血方法。注意询问服药史，如有长期服用影响凝血机制的药物时，应权衡利弊后停药。

在鼻内镜手术中，由于解剖及手术特点，特别是鼻腔、鼻甲黏膜上丰富的血管，使得术中止血成为手术的一大难点。出血会干扰术野、污染镜面，直接影响手术质量和手术进程，甚至迫使术者变更术式或者终止手术。而在出血状态下盲目操作，又会增加手术并发症的发生率。因此，减少术中出血，提高手术视野的清晰度对防止并发症具有重要意义。目前临床上常规使用的血管收缩药物如肾上腺素、麻黄碱等有时不能达到手术要求，需要辅用一些改善凝血的药物。

扁桃体术后出血

扁桃体切除术是临床治疗慢性扁桃体炎、扁桃体过度肥大等疾病的重要手段和有效方式，也是常见的耳鼻咽喉科手术之一。扁桃体术后常见且麻烦的并发症之一便是扁桃体术后出血，发生率为 3% 左右，可分为原发性出血及继发性出血两种。原发性出血多发生于术后 24 小时内，多与手术损伤重、止血不彻底、遗留残体、机体凝血机制障碍或肾上腺素后作用等相关。继发性出血多发生于术后 24 小时后，其手术创面直接暴露于咽腔，患者因咽部疼痛或感到不适而频繁地清嗓、咳嗽，或由于其精神紧张引起其血压波动，造成手术创面和未完全闭合的一些微小血管出现渗血，继而引发术后出血。

针对此种情况，临床医生要严格掌握患者的手术适应证、禁忌证，在术中要精细操作、妥善止血。传统止血方法如肾上腺素棉球压迫止血，效果欠佳且易发生肾上腺素样反跳作用，造成止血失败。而合理地使用止血药对手术创面进行止血，可有效减少术后出血的发生。

喉癌

喉癌是指原发于会厌或喉室的肿瘤，由于位置隐蔽，间接喉镜检查常不易发现，纤维（或电子）喉镜仔细检查可早期发现病变，喉镜检查时应特别注意会厌面、前联合、喉室及声门下区等比较隐蔽的部位。喉癌手术治疗方式包括：喉癌激光切除手术、喉部分切除术、喉全切除术，酌情行缺损修复及颈淋巴结清扫术。

二、用药指征

无论是鼻腔病变、鼻腔手术还是全身疾病引起的鼻出血，若出血部位明确，局部止血效果好，可予以观察。否则，在无禁忌证前提下，可在局部止血后考虑使用止血药物，如尖吻蝮蛇血凝酶，以提高止血效果，预防再出血。

扁桃体术后的出血部位一般在腭舌弓、腭咽弓上方的三角窝口（腭降动脉分支）、腭舌弓内侧面中央部（腭升动脉分支）、腭咽弓前面的中下部（腭降动脉分支）以及下极部（舌背动脉扁桃炎）。如扁桃体窝内有凝血块（常妨碍血管收缩），须先去除。同时要考虑患者的出血量、年龄、出血速度及出血部位。对于局部渗血和小出血点者，可采用压迫或局部封闭法，压迫时间要充分，必要时达 10 分钟以上，同时用浸有凝血酶或蛇毒血凝酶的棉球压迫效果则可能更好；对于局部有感染者以压迫法止血为宜；对于动静脉血管性出血者可采用结扎或缝扎止血，有条件者可选用微波或激光封闭血管止血；对于扁桃体窝内弥漫性渗血者，上述方法无效时可采用腭弓缝合法，扁桃体窝内置明胶海绵和凝血酶，然后缝合，有加速止血作用。对于下部出血，如系遗留残体，切除多能止血，对于出血量超过 200ml，出血速度较快，年龄在 12 岁以下或咽反射极度敏感的患者应立即考虑全麻下止血。

《临床路径释义·耳鼻咽喉科分册》提及喉癌手术前或手术中可应用血凝酶，用来预防出血，避免或减少手术部位及手术后出血。现在高龄患者越来越多，止血药物临床应用应选择成分单一、安全性较高的药物，如尖吻蝮蛇血凝酶。

三、止血治疗

1. 手术用药

■ 注射用尖吻蝮蛇血凝酶：术前 15~20 分钟给药 2 单位，缓慢静脉注射。由于其半衰期为 2.5 小时，手术时间预计超过 6 小时的患者，在手术开始后 3.5 小时追加给药 1 单位。术后根据需求与否再追加注射 2 单位。

■ 注射用白眉蛇毒血凝酶：术前一天晚肌注 1 单位，术前 1 小时肌注 1 单位，术前 15 分钟静注 1 单位，术后 3 天，每天肌注 1 单位。

■ 蛇毒血凝酶注射液：术前一天晚肌注 1 单位，术前 1 小时肌注 1 单位，术前 15 分钟静注 1 单位，术后 3 天，每天肌注 1 单位。

■ 注射用矛头蝮蛇血凝酶：术前一天晚肌注 1 单位，术前 1 小时肌注 1 单位，术前 15 分钟静注 1 单位，术后 3 天，每天肌注 1 单位。

2. **局部用药**：1 单位的血凝酶，用注射用水稀释后，浸润无菌棉球，用止血钳夹持血凝酶棉球压于出血侧扁桃体窝内，对侧上下磨牙咬紧钳柄，压迫止血 15~20 分钟。

（高志强　赵　杨）

第九节 在麻醉科的应用

一、概述

围术期出血是各种原因导致的手术部位发生的出血或者再出血，是手术常见的并发症，影响伤口愈合程度及增加住院时间，甚至危及患者的生命，良好的预防止血是手术安全进行的前提和保障。影响术中出血的因素很多包括手术方式、术前止血药、病变程度、疾病本身的病程等。由于大多数疾病在其发生、发展过程中，多种炎性反应因素及其特征性的病理学改变出现血管渗透性增加和血流动力学改变，毛细血管出现内皮细胞及周细胞核变形，周细胞数量减少，同时由于新生血管管壁结构的异常致手术中及术后毛细血管及新生血管残端回缩不良，易重新开放出血。

手术中切割、分（剥）离等操作可损伤组织和血管，造成动脉、静脉和毛细血管的渗血。血液供应丰富的脏器施行手术时出血、渗血更是不可避免。手术创面剥离后的渗血处理仍然是经常会遇到的一个难题，尤其是存在炎症、粘连较严重的创面，例如结核肾以及脓肾的创面，以及组织脆、容易撕裂的创面，例如肾上腺以及肾实质的创面。由于手术类型不同，出血、渗血量也不一。心胸外科手术切口大、时间长、创伤大，不但容易出血而且可能对患者的出、凝血功能产生一定的影响，并且关胸后胸腔内为负压，即使很小的出血点也可能引起较多的出血，甚至需要再次开胸止血。外科手术异常出血率为 0.05% ~ 40%，心脏手术可达 12%。如果围术期止血处理不当或失误，尤其是出血、渗血量较多或伴出血性疾病时，可诱发全身性或局部性、即刻性或迟发性并发症，导致不良后果，甚至危及患者生命。

现代围术期的止血技术和方法纷繁复杂，可概括为 4 类：①机械性压迫止血法，包括手指、气囊、纱垫填塞和止血带以及大头钉嵌入压迫等。②结（缝）扎止血法，即对出血血管结扎、缝扎和修复以及钛夹夹闭等。③理化止血法，包括电凝、激光、微波、温热、冷冻等。④药物止血法。随着各类围术期可选择的新的止血药物品种的增加及止血理念的更新，正确的止血药物应用可以减少术中的出血，从而使手术中的可视条件保持良好，利于手术中的精细操作，减少手术时间和过度电凝的创伤，利于术后的恢复。相反，术中出血不但影响术中精细操作和延长手术时间，术后组织水肿加剧还会加重缺血低氧的状态，不利于远期功能恢复。因此，首当其冲是术中严密止血，止血药的合理使用也非常重要。

二、用药指征

围术期合理选用止血药，应明确患者的凝血状态，同时应清楚药物的药理性质和止血的作用机制，严格掌握适应证，合理使用止血药。对处于高凝状态的患者，围术期一般不需应用止血药；对于深静脉血栓、肺栓塞高发的手术，应该考虑预防血栓形成；术前多有房颤，甚至有些有脑梗死、血栓的患者，止血药的应用当属禁忌。围术期是否应用止血药物应根据患者体质，病情，凝血功能，手术大小、部位，根据术中具体个体化处理。

应用止血药物必须要有明确的凝血功能障碍实验室依据或临床依据。除凝血功能障碍外，以下几项为应用止血药的适应证：①已知凝血因子缺乏，如血友病。②有易出血病史，患者本人诉经常出现淤斑，出血后凝血慢，或者术前检查凝血指标延长 1 倍以上。③年老体虚，有手术病史或出血病史者，而无血栓性疾病史者。④饮食长期不良，严重贫血，术前中西医调整不能恢复，甚至输血亦不能纠正出血者。⑤大量出血，入院后大量输入不新鲜血者，经输入新鲜血仍见伤口渗血较多者。⑥术中发现有明显的广泛性渗血、明确的凝血功能障碍可以应用止血药物。⑦出血 800ml 以上，经补液使血液稀释者。

三、止血治疗

■ 注射用尖吻蝮蛇血凝酶：术前 15~20 分钟给药 2 单位，缓慢静脉注射。由于其半衰期为 2.5 小时，手术时间预计超过 6 小时的患者，在手术开始后 3.5 小时追加给药 1 单位。术后根据需求与否再追加注射 2 单位。

■ 注射用白眉蛇毒血凝酶：术前一天晚肌注 1 单位，术前 1 小时肌注 1 单位，术前 15 分钟静 1 单位，术后 3 天，每天肌注 1 单位。

■ 蛇毒血凝酶注射液：术前一天晚肌注 1 单位，术前 1 小时肌注 1 单位，术前 15 分钟静注 1 单位，术后 3 天，每天肌注 1 单位。

■ 注射用矛头蝮蛇血凝酶：术前一天晚肌注 1 单位，术前 1 小时肌注 1 单位，术前 15 分钟静注 1 单位，术后 3 天，每天肌注 1 单位。

（张兴安）

第十节　在烧伤中的应用

一、概述

烧伤一般是指由热力所引起的组织损害，主要是指皮肤和（或）黏膜的损害，严重者也可伤及其皮下组织。根据烧伤的病理生理和临床特点，将其临床过程分为三期：①急性体液渗出期（休克期）：烧伤后由于创面外露和毛细血管的炎性扩张，通透性增加等因素，使体液渗出迅速发生，一般持续36~48小时。当人体不足以代偿迅速发生的体液丧失时，则发生休克，烧伤早期的休克基本属于低血容量休克。②感染期：伤后48小时炎性扩张的毛细血管开始恢复。随着毛细血管通透性的恢复，体液开始回吸收，水肿消退，但细菌也随着回吸收进入体内，易发生感染，而伤后2~3周由于烧伤的坏死组织开始溶解，坏死组织又是细菌的良好培养基，故也易发生感染。③修复期：组织烧伤后，炎症反应的同时，组织修复也已开始。此期包括创面修复期与功能修复期。

在烧伤手术中，常常由于大量输液使血液稀释，血小板及凝血因子浓度下降，易造成出血。术中大量出血，有时会引起低血容量性休克，使手术难以顺利进行，甚至危及患者生命。而术后创面渗血，形成皮下血肿，影响植皮成活率，甚至造成植皮失败。而植皮整形手术中，供皮区取皮后的创面出血、渗血也是非常棘手的问题。因此，良好的创面止血，在烧伤手术中极为重要。

目前，临床上烧伤患者常用的止血方法如热盐水纱布或肾上腺素盐水纱布压迫止血等，虽然一定程度上能够减少创面的出血量，但还存在诸多不足之处。而常用的止血药物，如维生素K类、止血敏（酚磺乙胺）等，在烧伤创面切削痂时术中或术后使用，尚不能起到明显的止血作用。

二、用药指征

小面积的浅表烧伤按外科原则，清创，保护创面，能自然愈合。大面积深度烧伤的全身性反应重，主要治疗原则是早期及时补液防治休克，控制感染，维持呼吸道通畅，纠正低血容量休克，进行必要的创面处理，消除致伤原因迅速脱离热源；大面积深度烧伤病人健康皮肤所剩无几，需要自、异体皮移植覆盖。烧伤后手术切削痂创面以开放创面大，广泛渗血且难以止血为特点，若创面有炎性浸润则止血更为困难。蛇毒血凝酶，可作用于纤维蛋白原，形成难溶性纤维蛋白丝，封闭创口，敷在创面局部，缩短愈合时间，达到较好的止血效果。

三、止血治疗

1. 手术用药

■ 注射用尖吻蝮蛇血凝酶：术前 15~20 分钟给药 2 单位，缓慢静脉注射。由于其半衰期为 2.5 小时，手术时间预计超过 6 小时的患者，在手术开始后 3.5 小时追加给药 1 单位。术后根据需求与否再追加注射 2 单位。

■ 注射用矛头蝮蛇血凝酶：术前一天晚肌注 1 单位，术前 1 小时肌注 1 单位，术前 15 分钟静注 1 单位，术后 3 天，每天肌注 1 单位。

2. 局部用药：根据创面面积，局部喷洒血凝酶，每 1% 面积喷洒 0.5 单位，成人总量不超过 8 单位。

（程 石）

第十一节 在妇产科的应用

一、概述

妇产科手术范围主要位于盆腔，由于子宫、附件的特殊解剖部位，因此手术视野比较深，给手术操作带来了相当大的困难，容易损伤一些较大的血管和静脉丛，尤其是在盆腔淋巴结清扫手术中。术中一旦出现出血，则止血相对较困难。子宫附件与周围器官如膀胱、直肠、输尿管等密切相连，手术分离过程中容易出现弥漫性出血。而且在产科剖宫产等手术中，尤其是在瘢痕子宫、巨大儿、伴有合并症（并发症）例如糖尿病、妊娠高血压等孕产妇的手术中容易出现产后出血，这也是临床上产科最常见的手术并发症，严重时危及孕产妇的生命。因此在妇产科手术中，除了仔细分离各解剖结构、用物理方法彻底止血外，适当、合理使用药物止血还是非常有必要的。

子宫肌瘤

子宫肌瘤病是由子宫壁肌肉和纤维组织所构成的良性肿瘤，多见于30~50岁妇女。多数患者无症状，仅在盆腔检查或超声检查时偶被发现。如有症状则与肌瘤生长部位、速度、有无变性及有无并发症有关。子宫肌瘤治疗根据患者的症状及体征可以分为3种。①随诊观察，如患者无明显症状，且无恶变征象，可定期随诊观察。②药物治疗，包括促性腺激素，米非司酮，达那唑，他莫昔芬（三苯氧胺），雄激素类等药物可抑制肌瘤生长，甚至缩小肿瘤大小。在子宫肌瘤患者出血期，若出血量多，还可用子宫收缩剂（如缩宫素、麦角新碱）及止血药物，可起到辅助止血作用。③手术治疗，肌瘤切除术及子宫切除术，可经腹部亦可经阴道进行，也可行内镜手术（宫腔镜或腹腔镜）。术式及手术途径的选择取决于患者年龄、有否生育要求、肌瘤大小及生长部位、医疗技术条件等因素。随着微创技术的普及，腹腔镜手术在临床上被广泛接受，子宫肌瘤手术大多数通过腹腔镜进行操作，微创手术缩短手术时间，减少术中出血量，防治术后并发症一直是妇科医生关注的内容，选择合适的止血药物也是保证手术顺利进行的必要手段之一。

黄体破裂出血

卵巢黄体破裂是妇科常见的急腹症之一，好发年轻女性。黄体破裂的临床症状及表现因人而异。有的表现为突然出现轻微的下腹疼痛，破裂黄体内流出的少量血液也自行吸收，没有任何后遗症。严重的表现为同房后发生剧烈的腹痛，为黄体内的血管破裂，大量出血造成持续性腹痛，甚至出血性休克，表现为大汗淋漓、头昏头痛、血压下降、四肢冰冷等，如不及时止血可危及生命。

异常子宫出血

异常子宫出血是一种常见的妇科疾病，临床是指未发现有全身及生殖器官器质性病变，而是由于神经内分泌系统功能失调所致的子宫出血。表现为月经周期不规律、经量过多、经期延长或不规则出血。绝经过渡期异常子宫出血主要发生于妇女绝经前后。绝经过渡期功能失调性子宫出血多由患者卵巢衰竭、无排卵、性激素分泌失调等因素造成，也可能因子宫内膜局部因素影响而引发出血，患者月经周期长短不规律、闭经或者月经频发、经期出血量差异较大等症状均与子宫内膜增生程度有显著相关性，严重时可出现贫血甚至失血性休克。由于绝经过渡期功能失调性子宫出血患者大多没有生育方面的要求，临床上治疗主要以明确诊断的同时止血为目的，改善临床症状。

卵巢良性肿瘤

卵巢良性肿瘤为妇科常见肿瘤，组织学类型复杂，部分良性肿瘤可发生恶变，可转化为卵巢癌或其他恶性度较高的肿瘤。诊断卵巢良性肿瘤患者应该手术治疗，手术目的是明确诊断，切除肿瘤。临床上通常采用腹腔镜或开腹行卵巢肿瘤剥除术或附件切除术。手术本身并不复杂，但是术中彻底止血是手术成功的关键。

剖宫产

剖宫产术常在不具备阴道分娩条件或以阴道分娩将给母婴造成严重威胁时施行。近年随着产科检测方法的改进及对高危妊娠认识的提高，剖宫产率大有上升的趋势，随着剖宫产术方式的改进、抗生素的应用、麻醉水平的提高，剖宫产的安全性也大大提高。但剖宫产产后出血率明显高于阴道分娩，有报道术中严重出血可达6%以上。产后出血居妊娠期和围生期妇女的四大死亡原因之首，其发生于瘢痕子宫、前置胎盘、感染引起胎盘粘连、子宫乏力、胎盘滞留等原因引起。因血窦大量开放，出血急、凝血因子和纤维蛋白原丢失多，单纯应用缩宫素（催产素）加强子宫收缩效果不佳。目前临床上确切有效的止血药物不多，抗纤溶类药物有选择性的止血作用可以减少剖宫产中大出血情况发生。研究显示，临产期妇女在分娩过程中使用蛇毒血凝酶出血量较对照组总出血量降低。减少产后出血，能防治产褥期感染，避免异体输血引起各类传染性疾病、人体免疫系统的损害及缓解血源的紧张等。因此，选择性地应用蛇毒血凝酶止血减少产后出血是非常必要。

二、用药指征

《临床路径释义·妇产科分册》中子宫腺肌病、卵巢良性肿瘤、子宫平滑肌瘤临床路径指出术中应用止血药物，完全性前置胎盘临床路径选择用药、给药方案中均指出应用止血药，宫缩乏力导致产后出血给药方案中指出应用止血药。为更好对临床路径进行解释说明和补充说明，临床专家对术中应用止血药进行详细说明，如黄体破裂、卵巢良性肿瘤、子宫肌瘤均可应用尖吻蝮蛇血凝酶。

三、止血治疗

1. 手术用药

■ 术前评估患者手术出血风险，对于具有出血高危因素的患者建议注射用尖吻蝮蛇血凝酶：术前 15～20 分钟给药 2 单位，缓慢静脉注射。由于其半衰期为 2.5 小时，手术时间预计超过 6 小时的患者，在手术开始后 3.5 小时追加给药 1 单位。术后根据需求可再追加注射 2 单位。

■ 注射用白眉蛇毒血凝酶：术前一天晚肌注 1 单位，术前 1 小时肌注 1 单位，术前 15 分钟静注 1 单位，术后 3 天，每天肌注 1 单位。

■ 蛇毒血凝酶注射液：术前一天晚肌注 1 单位，术前 1 小时肌注 1 单位，术前 15 分钟静注 1 单位，术后 3 天，每天肌注 1 单位。

■ 注射用矛头蝮蛇血凝酶：术前一天晚肌注 1 单位，术前 1 小时肌注 1 单位，术前 15 分钟静注 1 单位，术后 3 天，每天肌注 1 单位。

2. 全身用药

■ 宫腔出血：使用血凝酶 2 单位滴注治疗，治疗后第 2 天若出血量仍较多则再次应用 2 单位，连续治疗 3～5 天。治疗期间评估患者阴道出血情况。

■ 黄体破裂：对于药物保守治疗的黄体破裂，血凝酶 2 单位滴注治疗，连续治疗 3 天。治疗期间每天评估腹腔出血情况。

3. 局部用药：剖宫产中出现大量胎盘剥离面的出血需要采取宫腔填塞时，可以将 2 单位血凝酶加入到 100ml 生理盐水稀释后，将纱条浸泡进去，填塞宫腔上半部至子宫下段切口下，另取备用绷带也用血凝酶稀释液浸泡后更换卵圆钳夹一端自宫颈管送至阴道，然后自下而上填塞至子宫下段，使整个宫腔填紧填满止血。

（狄 文 殷 霞）

第十二节　在儿科的应用

一、概述

小儿出凝血系统是一个贯穿于整个儿童期的、动态的、发展的系统：所有出凝血因子在胎儿期开始合成、随孕周增加；出生后新生儿期凝血因子又在不断成熟、随日龄增大而改变；进入幼儿、儿童期其发生过程仍然没有停止。其结果是造成相应的凝血筛查实验与成人有所不同，因此儿科止血用药异于成人。儿科多个内外科疾病均可使用止血药物，概述如下：

新生儿消化道出血

消化道出血是新生儿常见疾病，也是新生儿危重疾病的常见并发症，尤其极低体重儿及早产儿发生率更高。新生儿在重度窒息缺氧缺血性脑病及严重感染性疾病时，均可导致消化道黏膜缺血、水肿、糜烂、出血，甚至发生应激性溃疡，这是因为在严重创伤、缺氧、败血症、休克等应激状态时，机体发生一系列神经内分泌的代偿反应，交感神经兴奋性增加，大量儿茶酚胺类物质释放，使胃肠道血管平滑肌收缩，胃黏膜血流量明显减少，最终造成黏膜糜烂、渗血、出血等病理改变。消化道出血临床症状主要表现为吐血、便血，症状轻则影响进食，重则大量出血，危及患儿生命，若不及时治疗，可加重原发疾病，因此快速止血是治疗的关键。

新生儿颅内出血

新生儿颅内出血是新生儿期严重的颅脑损伤，早产儿多见，病死率高，存活者常留有神经系统后遗症。近十年来，本病的出血类型有所改变，表现为硬膜下出血的发生率减少，早产儿脑室内出血增加。早产儿尤其是胎龄 32 周以下的早产儿在脑室周围的室管膜下及小脑软脑膜下的颗粒层均存在胚胎生发基质，该组织毛细血管网丰富，结构疏松，血管壁只有一层不规则的内皮细胞，缺少胶原和弹力纤维支撑，管壁外与脑室周围组织也无直接支撑结构，对缺氧、高碳酸血症和酸中毒极为敏感，易发生坏死、崩解而出血。此外，由于缺氧，脑血管的自主调节功能受损，血管呈被动扩张状态，任何增加脑血管内压力的因素，均可使扩张的血管破裂，引起出血；其次脑室周围白质的纤维蛋白溶解活性增高，可抑制凝血。早产儿存在止血、凝血机制一时性障碍，如某些血浆凝血因子水平偏低，容易出血，尤其在尾状核头部及脉络膜静脉终末的汇合区静脉系统很脆弱，故出血发生在尾状核头部与侧脑室室管膜间，室管膜破溃后血液进入侧脑室，并由第四脑室入蛛网膜下腔或向四周扩散至脑室周围。上述是颅内出血易见于早产儿的内在原因。外在原因是诱发出血的主要原因，也是可控因素：①波动性脑血流，不适当的机械通气，不良刺激如剧烈疼痛、振动，不正确的气管内吸引等，剧烈的脑血流波动是诱发出血的重要因素。②脑血流增加，发生在脑血流调节被破坏的早产儿，体循环血压增加、快速扩容、高碳酸血症、低血糖及惊厥等。③产道分娩，不适当的高呼气终末正压机械通气及气胸等均可使颅内静脉压增加而诱发颅内出血。④感染、窒息等原因常伴凝血功能异常，这也是早产儿极易发生出血性脑损伤的原因与机制。颅内出血临床出现一系列中枢神经系统异常表现，早期有效治疗可以避免或减轻后遗症的发生。目前尚无特异治疗方法，主要为对症治疗，防止继续出血及保护脑细胞。

新生儿肺出血

新生儿肺出血起病急骤，病情凶险，进展迅速，是新生儿，尤其是早产儿疾病中的一种危重临床症状，也是导致新生儿死亡的重要原因之一。新生儿肺出血发病率为活产儿的 0.2‰~3.8‰，病死率为 40%~

50%，尸检率为40%~84%。新生儿肺出血是由多种原因所致肺毛细血管通透性增高而引起的出血性肺水肿，死亡率极高，其发病机制主要是：①肺组织发育不完善、肺泡少、肺微小血管丰富、易出血。②肺表面活性物质缺乏（尤其早产儿）、支气管壁和肺泡弹力纤维发育不成熟，导致肺扩张不良，引起缺氧而使肺微血管损伤。③出生2~5天的新生儿凝血因子生理性下降，引起缺氧、感染、凝血障碍、血流动力学的改变，导致新生儿，尤其是早产儿发生出血（如肺出血、脑出血等）。近年来随着呼吸机的广泛应用，新生儿肺出血的抢救成功率明显提高，而尽早发现、及时气管插管和应用呼吸机、尽快使肺出血停止则是抢救成功的关键。

先天性心脏病

先天性心脏病（CHD）的患儿绝大部分都需在体外循环（CPB）下行手术治疗，而体外循环是一种非生理过程，造成血液有形成分破坏和凝血功能异常，术中或术后出血较多，常常需要进行输血。CPB心脏手术对凝血机制的影响除了血液被稀释的原因，与手术创伤致组织和血管内皮细胞受损，释放组织因子，启动外源途径生成少量凝血酶，后者激活内源性凝血途径生成大量凝血酶，使FIB转化为纤维蛋白，消耗大量的凝血因子有关。同时CHD患儿凝血状况与健康儿之间存在明显的差异，研究显示，1岁以内CHD患儿的凝血-纤溶系统功能处于正常低限，说明CHD患儿凝血功能储备较差，所有这些使得手术止血成为手术成功与否的关键步骤之一。这种情况下，合理应用止血药成为有效的治疗手段。

小儿外科手术

小儿外科疾病包括先天性发育畸形、感染、外伤及肿瘤等，其中先天性发育畸形患儿占小儿外科病例50%以上，手术作为解决小儿外科各疾病的主要手段，在儿外科临床工作中占有很大比重。对血容量相对较少，各器官功能不太完善的儿童来说，手术当中的止血显得尤为重要。

小儿普外科、矫形骨科、肿瘤科等手术术中创面较大，手术时间长，术中出血机会增多，术后出血是较严重的并发症。文献报道，蛇毒血凝酶能明显促进手术创面的毛细血管破损处凝血。减少出血，保证术野清晰，提高手术效率，又减少血液成分的丢失，避免了库血的输入，减少对机体免疫功能的破坏，减少术后并发症的发生，促进患者术后康复，避免慢性出血而再次手术的概率。

二、用药指征

新生儿消化道出血

研究证明蛇毒血凝酶治疗新生儿消化道出血，给药方便，药效发生速度快，疗效好，作用时间长，并可重复使用，且未发现不良反应。但新生儿消化道出血早期出血临床表现不典型，病情危重变化快，及时采取科学有效的治疗方法及综合性护理措施尤为重要。

《临床路径释义·小儿内科分册》中消化性溃疡临床路径选择用药指出新生儿消化道出血需要应用止血药，给药方案中指出应全身应用止血药物。为更好对临床路径进行解释说明和补充说明，临床专家对术中应用止血药进行了详细说明，如消化性溃疡可应用注射用尖吻蝮蛇血凝酶。

新生儿颅内出血

新生儿颅内出血 预后的关键在于早期治疗，这是减少后遗症的重要环节。单纯蛛网膜下腔出血治愈率高，预后良好，但出血量大或继续出血时会有不同程度的脑损伤后遗症产生。在治疗上止血和防止继续出血有重要意义，选用蛇毒血凝酶是基于其迅速凝血和止血的双重作用，以防止大量出血及病情反复，因为出血一旦侵及生命中枢则病情迅速恶化，此为颅内出血的主要死亡原因。有研究提示尽早使用蛇毒血凝酶能有效止血和减少继续出血，有助于患儿病情稳定，早日康复。

新生儿肺出血

一旦新生儿出现肺出血征象时应在综合治疗及原发病对症治疗的基础上，及早给予机械通气联合蛇毒血凝酶治疗，可以提高存活率，而早期诊断、掌握上机的最佳时间、适时撤机可以提高抢救的成功率。

先天性心脏病

研究证明蛇毒血凝酶在先天性心脏病体外循环手术具有较好的止血效果，这与它的作用机制有关，因为它可以在凝血因子减少的情况下同样发挥止血功能。蛇毒血凝酶对凝血酶原及血小板数量无影响，且未观察到不良反应发生，证明蛇毒血凝酶在先天性心脏病患儿术中的应用是安全有效的。

小儿外科手术

外科手术出血。虽然大量止血技术设备应用于手术中，如：高频电刀、超声刀、微波刀、氩气刀等，但是新技术的应用不能，也不可能完全替代止血药物的作用。尤其对于术中不易显露部位的毛细血管渗出，止血药物的应用是不可或缺的。

《临床路径释义·小儿外科分册》中儿童先天性动脉导管未闭、儿童先天性肺动脉瓣狭窄临床路径基本治疗均指出应用止血药物。如儿童先天性动脉导管未闭、儿童先天性肺动脉瓣狭窄手术均可应用注射用尖吻蝮蛇血凝酶。

三、止血治疗

1. 全身用药

■ 注射用尖吻蝮蛇血凝酶、注射用矛头蝮蛇血凝酶、注射用白眉蛇毒血凝酶、蛇毒血凝酶：每次 0.3~0.5 单位，静注、肌内或皮下注射。

2. 局部用药

■ 肺出血导管滴入：肺出血患儿，在全身用药后，可气管内滴入 0.25 单位血凝酶，并呼吸气囊加压 1 分钟，60 分钟后再用 1 次；12 小时后重复上述方法，直到肺出血完全停止。

　　■ 消化道出血胃管注入：胃管内注入 5ml 冷盐水+0.3 单位血凝酶，每日 1 次。

（李　凯　孙　琳）

第十三节 在老年患者的应用

一、概述

对于外科重症患者尤其是老年患者，随着年龄的增长，他们的各项生理功能退化，会引起较多并发症使得行使外科手术治疗时难度加大。而且老年人由于心、肺代偿功能差，对出血的耐受性差，极易出现周围循环衰竭，且常伴有动脉硬化、高血压病、肺心病、糖尿病、慢性肾功能不全等影响人体出、凝血机制的疾病。术前多合并的肝功能不良和内毒素血症，会使骨髓造血功能受抑制，凝血因子的生成受到较大影响，手术时间较长会影响伤口的愈合。因此，减少手术操作或创伤引起的出血对于手术质量和患者的康复至关重要。老年人血管结构发生变化，血管内皮损伤，血小板黏附、聚集及释放作用亢进，血流变学改变，脂质代谢紊乱等；术中长时间的被动体位、过度旋转和牵拉下肢导致血流淤滞和血液高凝状态，易诱发血栓形成。为使老年患者早日康复，应合理利用止血药物。

上消化道出血

随着社会人口老龄化速度的加快，上消化道出血患者中老年人群所占比例逐年上升，常伴有其他多种慢性疾病，且无典型临床体征，临床中容易发生漏诊及误诊等。另外，老年人群多合并有心脑肺血管疾病，对胃镜检查无法耐受，也在一定程度上导致检出率有所下降。老年患者消化道黏膜因血管硬化、供血功能及黏膜保护屏障功能降低，同时合并高血压、冠心病、感染、关节病变等疾病，使老年人的机体处于应激状态，非甾体类药物甚至是一些激素类药物、抗生素类药物等易导致急性胃黏膜病变和胃溃疡出血。老年性上消化道出血通常表现为头晕、厌食、心悸、贫血貌、体质量减轻，并伴有呕吐及吞咽困难等，临床上无典型性症状，可能是由于老年人器官出现衰退而导致感受性能降低，致使其他合并疾病症状掩盖消化道症状。老年患者中大多数患者伴有两种以上慢性疾病，如高血压、高血脂、慢性阻塞性肺病、心房颤动、冠心病、糖尿病、心力衰竭及慢性肾功能不全等，同时存在的多种疾病可能增加或者减少对于另一种疾病的治疗效果，所以给予消化性溃疡药物治疗时，往往需要综合考虑药物的药理学及对合并疾病影响。

临床中针对老年性上消化道出血主要采用药物治疗、镜下止血、手术和介入治疗。止血与血栓形成是一个动态过程，止血药物往往具有一定的致血栓危险。临床研究表明注射用血凝酶联合兰索拉唑治疗上消化道出血的临床总有效率为91.18%，而单用兰索拉唑的临床总有效率为70.59%，前者显著高于后者（$P<0.05$）。由此可知，联合使用注射用血凝酶与兰索拉唑治疗上消化道出血性疾病，安全且无明显毒副作用、止血效果良好，值得临床推广应用。

腹部手术

翁剑武等研究对尖吻蝮蛇血凝酶在老年腹部手术中止血作用进行了系统评价，从术中单位面积出血量、切口出血量、止血时间上观察，尖吻蝮蛇血凝酶能够缩短血液凝血时间，对腹部切口出血有较好地止血作用，保证术野清晰，提高手术成功率，减少术中术后出血，而且蛇毒血凝酶不延长凝血酶原的时间，对血小板的数量也没有影响，可使老年腹部手术患者获得最大收益。

腰椎手术

腰椎滑脱是中老年人发生腰部疼痛的常见病，可发展成非常严重的畸形，并影响生活能力，严重的还可能造成下肢瘫痪。手术治疗是目前最为有效的方法，但创伤大、时间长、出血量多。因此术中常需输血。但异体输血可以导致很多并发症，包括输血反应、感染和免疫抑制等，尽可能不输或少输血。

目前常用的措施包括异体输血、血液稀释、控制性降压等。急性高容性血液稀释（AHH）具有操作简单、节省时间、减少污染等优点。用硝酸甘油（CH）可有效地减轻容量负荷，CH 可明显的扩张冠脉血管，增加冠脉血流，降低左心负担，改善心肌供血等，有利于 AHH 的心脏保护。AHH 联合 CH 技术已经广泛地应用于脊柱关节的择期手术中，其血液保护作用也在临床应用中得到证实，能减少术中出血和输血以及输血并发症，使手术野清晰，提高手术精确性；减少对神经血管的误伤，有利于手术操作，降低前后负荷而改善心肌功能。腰椎滑脱植骨融合术创面大，暴露范围广，除手术操作引起的出血外，手术野的渗血也成为不可忽视的部分。将尖吻蝮蛇血凝酶应用于血液稀释的腰椎滑脱植骨融合术患者，发现使用尖吻蝮蛇血凝酶患者创面渗血及术中出血明显减少，异体血输注明显减少，部分患者可以不输异体血。进一步完善腰椎滑脱植骨融合手术的血液保护，对患者的出入量及凝血功能无不良影响。

髋关节置换

由于人工髋关节置换创伤大，术中不能用止血带，出血量多，术后引流量也较多，而行人工髋关节置换患者多为老年人，对失血耐受性差，因此如何减少围术期出血对于手术质量和患者的康复至关重要。以往的使用方法多为单纯的静脉注入或者局部用药，李韶芳等将静脉加局部两途径用药使用于临床，观察结果显示：试验组切口出血量、切口止血时间、单位面积出血量均少于对照组（$P<0.05$），术毕、术后 24 小时，2 组 RBC、HB、HCT 均有所下降，术毕、术后 24 小时对照组比试验组降低（$P<0.05$）。试验组术中出血量、术后 24 小时引流量明显低于对照组（$P<0.01$）。综上所述，尖吻蝮蛇血凝酶于术前静脉使用，可减少术中出血量，术毕关节腔内注射，可减少 24 小时内引流量，两种方法联合使用，可明显减低行髋关节置换术患者的围术期出血量，

为更好地执行节约用血提供一种简单有效的方法，值得在临床推广使用。

目前临床常用的蛇毒类血凝酶制剂如立芷雪、巴曲亭、邦亭等，都未能分离去除 FXA，FXA 在凝血酶的产生及形成过程中起决定性作用。它是凝血瀑布效应的放大器，过度放大有诱发血栓形成的危险。与其他传统蛇毒类制剂不同的是尖吻蝮蛇血凝酶（苏灵）是一个单组分血凝酶制剂，只含类凝血酶成分，不含 FXA，凝血过程直接作用于纤维蛋白原使之裂解成纤维蛋白 I 单体后再形成纤维蛋白多聚体，苏灵只促进出血部位血小板聚集，加速血小板止血栓形成（苏灵本身不诱导血小板聚集和释放，但能通过外源性纤维蛋白质的存在使血小板在出血部位聚集），因此血小板在正常血管系统内无聚集作用，也不会释放 PF3，因而苏灵适用于血管内给药而又不至于引起血管内栓塞、弥散性血管内凝血等并发症。

二、用药指征

用药时应明确患者的凝血状态，同时应清楚药物的药理性质和止血的作用机制，严格掌握适应证，合理使用止血药。对处于高凝状态的患者，手术期一般不需应用止血药；对于深静脉血栓、肺栓塞高发的手术，用药的思路应该考虑预防血栓形成；术前多有房颤，甚至有些有脑梗死、血栓的患者，止血药的应用当属禁忌。手术期是否应用止血药物应根据患者体质，病情，凝血功能，手术大小、部位，术中具体情况而行个体化处理。

三、止血治疗

1. 手术用药

■ 注射用尖吻蝮蛇血凝酶：术前 15~20 分钟给药 2 单位，缓慢静脉注射。由于其半衰期为 2.5 小时，手术时间预计超过 6 小时的患者，在手术开始后 3.5 小时追加给药 1 单位。术后根据需求与否再追加注射 2 单位。

■ 注射用矛头蝮蛇血凝酶：术前一天晚肌注 1 单位，术前 1 小时肌注 1 单位，术前 15 分钟静注 1 单位，术后 3 天，每天肌注 1 单位。

（杨莉萍 赵 明）

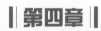

第四章

已上市蛇毒血凝酶的对比

蛇毒血凝酶作为一种新兴的生物技术类止血药，兼有原料药来源广、生产成本低，作用机制明确，不良反应少，毒性低，起效快，且不引起血栓等优点，近年来引发了国内外专家学者对蛇毒血凝酶类药物的研发热潮。从巴西矛头蝮蛇毒中分离纯化的注射用蛇毒血凝酶作为一种高效止血药物应用于临床已有40多年。注射用蛇毒血凝酶系统评价结果表明该止血剂疗效确切，具有止血安全迅速的特点，因而被广泛用于预防和治疗各种出血性疾病。

我国市场上有5种蛇毒血凝酶品牌：苏灵（注射用尖吻蝮蛇血凝酶），是从国内尖吻蝮蛇中分离出一种新的具有止血作用的国家一类新药，采用创新的提纯技术，使单一组分纯度达到99%，是迄今为止我国上市产品中唯一完成全部氨基酸测序和蛋白质三维结构的单一组分蛇毒血凝酶。邦亭（注射用白眉蛇毒血凝酶），仿制药，从长白山白眉蝮蛇的毒液中制备，其SDS-PAGE电泳检测含有3种组分，相对分子质量分别为$54,000\pm5,000$，$34,000\pm5,000$和$15,000\pm3,000$，相对百分含量为$7.0\%\sim12.0\%$，$76.0\%\sim82.0\%$和$7.0\%\sim12.0\%$，是由类凝血酶和类凝血激酶组成，但并未明确指出类凝血酶或类凝血激酶所对应的组分，而且未见有类凝血激酶的相关报道。巴曲亭（巴曲酶），仿制药，是指从巴西矛头蝮蛇蛇毒内分离提取的巴曲酶制剂，含有FXA。速乐涓，从蝰蛇蛇毒里分离出来的蛇毒血凝酶。立芷雪，从巴西矛头蝮蛇蛇毒内分离提取的巴曲酶制剂，目前已从中国市场退出。

下面就从几个方面对上市的蛇毒血凝酶进行比较（表4-1、4-2）。从注册类别、组成成分、质量标准、临床前研究、临床应用、临床研究、不良反应等方面进行详细的对比，以便给临床医生提供翔实的用药信息和参考。

表 4 - 1　蛇毒血凝酶的基本信息

类别	苏灵	立芷雪（已撤市）	巴曲亭	邦亭	速乐涓
注册类别	化药 1 类	进口注册（已终止）	化药 4 类（旧）	化药 4 类（旧）	化药 5 类（旧）
活性成分	蛇毒血凝酶	蛇毒血凝酶, FXA	蛇毒血凝酶, FXA	蛇毒血凝酶, FXA	蛇毒血凝酶, FXA
蛋白组分	单一	多组分	多组分	不详	不详
纯度标准	95% 以上	不详	不详	不详	不详
用法用量	每次 2 单位	每次 1~2 单位	不详	不详	一般出血：1~2 单位/次;

表 4-2　蛇毒血凝酶的临床前和临床研究相关情况

类型	苏灵	立芷雪	巴曲亭	邦亭	速乐消
毒理研究	完备的毒理研究，安全性高	—	—	—	—
临床 I ~ III期	疗效良好，未观察到不良反应	—	—	—	—
上市后研究	IV期疗效良好，未观察到不良反应	—	—	—	—

经过文献检索，上市蛇毒血凝酶报道的不良反应情况如下（表 4-3、4-4）：

表 4-3　蛇毒血凝酶临床不良反应表现

项目	苏灵	立芷雪	巴曲亭	邦亭	速乐消
ADR 主要表现	胸闷、潮红、心悸、寒战、出汗、休克	胸闷、心悸、潮红、呼吸困难、出汗、休克	寒战、皮疹、胸闷、心悸、抽搐、休克	支气管痉挛（潮红、呼吸困难）、皮疹、心悸、胸闷	皮炎、潮红、腹痛、休克、纤维蛋白原下降
发生时间	注射或静滴过程中，或用药后 1~30 分钟内				
给药途径	静推、静滴均可发生	静推、静滴均可发生		静推、肌肉注射、静滴均可发生	
ADR 特点	对症治疗后立即好转　　属于 I 型速发型过敏反应，与本身为异源蛋白有关系				

ADR（Adverse Drug Reaction）：临床不良反应

表 4-4 蛇毒血凝酶临床不良反应发生率

项目	苏灵	立芷雪	巴曲亭	邦亭	速乐涓
过敏性休克	√	√（最多）	√	√	√
导致死亡	×	√	√	√	×
血栓发生	×	√	√	×	√
ADR 发生率	0.053‰	不详	1.74‰	不详	不详

注：数据来源于发表的论文、期刊以及国家 ADR 中心数据

（陈卫东）

第五章

蛇毒血凝酶不良反应预防与处理

　　蛇毒血凝酶类止血药仅在血管破损部位发生止血作用，而在正常血管系统内无凝血风险。因此被认为是预防和治疗手术出血和术后创口渗血的有效药物，在外科临床中得到了广泛的应用。从药品上市多年来观察表明，蛇毒血凝酶在临床上比较安全，不良反应低，尤其是一类新药苏灵，其临床不良反应发生率十万分之几，属于十分罕见范围。但蛇毒血凝酶从化学结构上来说属于异源蛋白，有导致机体发生Ⅰ型变态反应的风险，其原因还可能与该酶所含的杂质或其他组分有关。另外，患者手术创伤和术后疼痛均可增加过敏反应发生的概率：如体温升高、血糖升高、分解代谢增强、负氮平衡及血浆急性期蛋白浓度增高，此时给予异源蛋白，机体发生过敏，甚至是严重过敏样反应的概率可能因患者个体差异而增加。现将蛇毒血凝酶的主要临床不良反应总结如下：

一、速发型过敏反应

【机制】

　　速发型过敏反应发生的机制是一个复杂和抽象的过程，将其发生的机制划分为三个阶段：

　　1. **致敏阶段**：过敏原（异源蛋白）进入机体后可选择诱导过敏原特异性 B 细胞产生抗体应答，此类抗体与肥大细胞和嗜碱性粒细胞（其中肥大细胞分布于皮下小血管周围的结缔组织中和黏膜下层，而嗜碱性粒细胞主要分布于外周血中）的表面相结合，而使机体处于对该过敏原的致敏状态。通常这种致敏状态可维持数月、数年或更长。

　　2. **激发阶段**：指相同的过敏原再次进入机体时，通过与致敏的肥大细胞和嗜碱性粒细胞表面的抗体特异性结合，使这种细胞释放生物活性介质的阶段。在这个阶段中，释放的生物活性介质除了组胺以外，还可以是前列腺素 D、白三烯、血小板活化因子等，但它们的作用都相似，都可引起平滑肌收缩，毛细血管扩张和通透性增强，腺体分泌物增多。

　　3. **效应阶段**：指生物活性介质作用于效应组织和器官，引起局部或全身过敏反应的阶段。根据反应发生的快慢和持续的时间长短，可分为早期相反应和晚期相反应两种类型。早期相反应主要由组胺引起，通常在接触过敏原数秒钟内发生，可持续数小时；晚期相反应由白三烯、血小板活化因子等引起，在过敏原刺激后 6~12h 发生反应，可持续数天。

【表现】

1. 呼吸道阻塞症状：由喉头水肿、气管和支气管痉挛及肺水肿引起。表现为胸闷、心悸、喉头有堵塞感、呼吸困难及脸色涨红等，伴有濒危感、口干、头昏、面部及四肢麻木。

2. 微循环障碍症状：由微血管广泛扩张所致。表现为面色苍白、烦躁不安、畏寒、冷汗、脉搏微弱及血压下降等。

3. 中枢神经系统症状：由脑部缺氧所致。表现为意识丧失、昏迷、抽搐及大小便失禁等。

4. 皮肤过敏反应：如瘙痒、荨麻疹以及其他各种皮疹等。

【治疗】

一旦出现典型症状，考虑出现过敏反应，须立即采取正确措施，稳定呼吸和循环系统，挽救患者生命。

1. 立即停止给予可疑药物。

2. 稳定循环：快速输注电解质溶液，补充因毛细血管渗漏的液体丢失，维持有效循环容量。及时静注肾上腺素。肾上腺素的 β_2 受体激动作用可以缓解支气管平滑肌痉挛，α 受体激动作用可以使皮肤、黏膜、内脏血管收缩，并能兴奋心肌、增加心输出量，并使血压上升；同时能够抑制炎性介质释放，是过敏性休克的首选抢救药物，可静注 30~50μg，5~10 分钟重复注射，必要时持续静脉输注 1~10μg/min。循环受严重抑制时还可以持续静脉输注肾上腺素、去甲肾上腺素、血管加压素和胰高血糖素。

3. 缓解支气管痉挛：吸入纯氧，必要时气管内插管，机械通气。吸入沙丁胺醇或溴化异丙托铵。给予吸入麻醉药，加深麻醉。可静注氨茶碱 5~6mg/kg。

4. 静注肾上腺皮质激素：地塞米松抗炎作用强，作用持续时间长，水钠潴留副作用小，但起效慢，达峰时间长（12~24 小时），过敏反应时并非首选，宜选用不需代谢直接作用于其受体的氢化可的松，应立即静注琥珀酸氢化可的松 1~2mg/kg，可 6 小时重复给予，24 小时不超过 300mg。也可静注甲强龙 1mg/kg，最大不超过 1g。

5. 抗组胺药物的联合应用：异丙嗪+雷尼替丁。

【预防】

1. 严格按照说明书选择合适的用药人群，并详细询问过敏史。

2. 用药初始时护士不要立即离开患者，应严密观察患者生命体征等变化，仔细观察数分钟后确保患者无任何不良反应方可离开。用药后应仔细观察患者情况，注意倾听患者的主诉，发现过敏反应时，应立即停止用药并报告医生。

3. 患者非首次用药也有可能发生过敏反应，故每次给药均应严密观察病情变化，特别是对于过敏体质或手术患者。

4. 应提前告知患者有可能发生的不良反应表现和注意事项，以便患者及时察觉异常现象并告知医护人员。

二、过敏性休克

【机制】

过敏性休克是外界某些抗原性物质进入已致敏的机体后，通过免疫机制在短时间内发生的一种强烈的多脏器受累症候群。过敏性休克的临床表现与程度，因机体反应性、抗原进入量及途径不同而有很大差别。通常都突然发生且很剧烈，若不及时处理，常可危及生命，属于急危重症。可以说过敏性休克的救治就是一个与时间赛跑的过程。

【表现】

本病大都猝然发生，约半数患者在用药 5 分钟内发生症状，仅 10%

患者症状起于半小时以后，极少数患者在连续用药的过程中出现本症。过敏性休克有两大特点：首先是有休克表现，即血压急剧下降到 80/50mmHg 以下，患者出现意识障碍，轻则朦胧，重则昏迷。其次在休克出现之前或同时，常有一些与过敏相关的症状。

皮肤黏膜表现往往是过敏性休克最早且最常出现的征兆，包括皮肤潮红、瘙痒，继以广泛的荨麻疹和（或）血管神经性水肿；还可出现喷嚏、水样鼻涕、音哑，甚而影响呼吸。

呼吸道阻塞症状是本症最多见的表现，也是最主要的死因。患者出现喉头堵塞感、胸闷、气急、喘鸣、憋气、发绀、可因窒息而死亡。

循环衰竭时先有心悸、出汗、面色苍白、脉速而弱；然后发展为肢冷、发绀、血压迅速下降，脉搏消失，乃至测不到血压，最终导致心脏停搏。少数原有冠状动脉硬化的患者可并发心肌梗死。

有的患者可出现意识方面的改变，往往先出现恐惧感，烦躁不安和头晕；如继续发展可发生意识不清或完全丧失。

部分患者可有抽搐、肢体强直等表现。

其他比较常见的临床表现有刺激性咳嗽，连续打喷嚏、恶心、呕吐、腹痛、腹泻以及大小便失禁等。

【治疗】

1. 立即停药。

2. 高流量吸氧。

3. 应用肾上腺素：患者如出现系统性反应，特别是低血压、气道肿胀或明确的呼吸困难都应早期给予肾上腺素肌内注射。肌注剂量 0.3~0.5mg（1:1000），如临床症状无改善，每 15~20 分钟重复给药。如果过敏反应很严重，即刻出现了威胁生命的征象，可给予静脉使用肾上腺素。使用 0.1mg 肾上腺素（1:10,000）缓慢静脉注射 5 分钟以上。肾上腺素可在注射前稀释成 1:10,000 的溶液。静脉输注的速度如控制在 1~4μg/min，可代替反复注射肾上腺素。严密监护非常重要，因为曾经有因肾上腺素过量而致死的报道。正在服用 β-受体阻断剂的患者过敏反应会比较严重，而且可以对肾上腺素产生矛盾反应。可考虑使用高血糖素和异丙托铵治疗。

4. 积极的液体复苏：如果有低血压存在，对肾上腺素反应不佳，可给予等渗晶体液（如生理盐水）。

起始可能需要快速输入 1L 或 2L 甚至 4L 液体。

5. 抗组胺：缓慢通过静脉或肌内注射给予抗组胺制剂（如 25～50mg 的苯海拉明）。

6. H$_2$ 阻断剂：应用 H$_2$ 阻断剂如西咪替丁（300mg 口服，肌注或静注）。

7. 吸入 β-肾上腺素能药：如果支气管痉挛为主要症状，可吸入沙丁胺醇。吸入沙丁胺醇对由于使用 β-受体阻断剂所致的支气管痉挛特别有效。注意，一些发生濒死哮喘的过敏反应患者，应该接受重复剂量的支气管扩张剂而不是肾上腺素。

8. 皮质激素：在治疗的早期静脉输注大剂量糖皮质激素。抗过敏的显效作用时间是 4～6 小时。

9. 阿托品：当严重的心动过缓发生时，可应用阿托品治疗。

10. 高血糖素：有些患者对肾上腺素无反应，特别是接受 β-受体阻断剂治疗的患者，高血糖素可能有效。此为一短效药物；每 5 分钟给予肌肉或静脉注射 1～2mg。恶心呕吐和高血糖是常见的不良反应。

【预防】

1. 严格按照说明书选择合适的用药人群，并详细询问过敏史。

2. 用药初始时护士不要立即离开患者，应严密观察患者生命体征等变化，仔细观察数分钟后确保患者无任何不良反应方可离开。用药后应仔细观察患者情况，注意倾听患者的主诉，发现过敏反应时，应立即停止用药并报告医生。

3. 患者非首次用药也有可能发生过敏反应，故每次给药均应严密观察病情变化，特别是对于过敏体质或手术患者。

4. 应提前告知患者有可能发生的不良反应表现和注意事项，以便患者及时察觉异常现象并告知医护人员。

三、低纤维蛋白原血症

【机制】

蛇毒血凝酶通过作用纤维蛋白原发挥止血作用，长期应用会持续消耗纤维蛋白原，导致血浆纤维蛋白原浓度降低。

【表现】

临床化验凝血指标，纤维蛋白原含量低于正常值范围。纤维蛋白原含量过低可引起临床出血。

【治疗】

如出现低纤维蛋白原血症，应停药并补充纤维蛋白原。目前主要有3种替代物：新鲜冷冻血浆、冷沉淀（每1个单位含纤维蛋白原300mg）、冻干人纤维蛋白原。

【预防】

外科术后止血要注意给药的疗程，避免过程时间连续使用蛇毒血凝酶类产品。

四、血栓

蛇毒血凝酶导致血栓发生的概率非常低，单一组分新药苏灵自上市以来还未有血栓发生的报道，其他蛇毒血凝酶偶见少数病例的报道。

【机制】

除尖吻蝮蛇血凝酶外，其他3种蛇毒血凝酶是均含血凝酶及磷脂依赖性凝血因子X激活物（FXA）。作为凝血激酶凝血因子X激活物在止血过程中发挥着极其重要的作用，其含量虽少但是通过机体的级联反应使其凝血作用强大，凝血因子X激活物会在此靶点发挥其级联凝血作用从而导致血栓形成。

【表现】

深静脉血栓、脑梗死、静脉血管堵塞。

【治疗】

如发生血栓，应立即停用蛇毒血凝酶，如果下肢深静脉一旦血栓形成，患者应卧床休息，减少因走动使血栓脱落而发生栓塞的机会，切忌按摩挤压肿胀的下肢。患肢抬高使之超过心脏平面，有利于血液回流，促使肿胀消退。

药物治疗主要包括抗凝治疗和溶栓治疗，抗凝治疗包括发病初始的肝素或低分子肝素治疗，之后持续长期的抗维生素 K 治疗，如华发林等，其能有效地减少血栓蔓延与复发，减少肺栓塞的发生与死亡的危险。但抗凝本身并不能使已形成的血栓溶解。因此，抗凝药物由于不能溶解血栓，可考虑溶栓治疗。溶栓治疗是利用溶栓药物激活体内纤溶酶原，使之变成有活性的纤溶酶，促进血栓的溶解，达到清除新鲜血栓的目的。常用的溶栓药物包括链激酶、尿激酶、纤溶酶原活化剂等。最佳溶栓时机在血栓形成的 14 天内，超过 14 天也可进行溶栓。因此，选择溶栓不必过于拘泥于发病时间，对于超过 14 天甚至长达 1 个月的患者进行溶栓治疗依然有疗效。众多的临床经验表明，溶栓时间窗为 7 天内的新鲜血栓效果较好，也有报道成功溶解 2 周以上甚至 1 个月之久的血栓。

【预防】

临床应用时应严格把握适应证并注意给药途径和剂量。血栓高危人群禁用。

五、整体预防措施

1. 严格掌握注射用蛇毒血凝酶的适应证和禁忌证。

2. 首次用药前详细询问患者的病史、过敏史、用药史及用药反应，过敏体质患者慎用。

3. 用药前备好急救所需药品、物品，以备抢救时用。用药初始时护士不要立即离开患者，应严密观察患者生命体征等变化，仔细观察数分钟后确保患者无任何不良反应后方可离开。

4. 控制推药速度，宜慢，推药过程中及用药后应仔细观察患者情况，注意倾听患者的主诉，一旦发生药物不良反应应立即停药并积极处置，让患者平卧吸氧，保持呼吸道畅通，必要时行气管内插管进行人工呼吸，静脉/肌注肾上腺素、多巴胺、去甲肾上腺素、间羟胺、地塞米松等，补充血容量。

（张伶俐）

第六章

蛇毒血凝酶研究与评价

第一节 蛇毒血凝酶外科止血作用的循证评价

目前，在国内上市的蛇毒血凝酶包括尖吻蝮蛇血凝酶（商品名苏灵）、巴西矛头蝮蛇血凝酶（商品名巴曲亭）、白眉蝮蛇血凝酶（商品名邦亭）、蝰蛇血凝酶（商品名速乐涓）等。其中尖吻蝮蛇血凝酶为国家Ⅰ类新药，分子质量为 29,500，为两条肽链以二硫键连接而成的糖蛋白，具有良好的止血作用，该药物自上市以来，广泛应用于各科出血性疾病的治疗，在国内发表的论文相对较多和质量相对较高，我们依据循证医学的要求，收集在外科手术中有关尖吻蝮蛇血凝酶与空白对照或其他凝血药物的随机对照研究进行 Meta 分析，客观评价该药在外科手术止血中的安全性及有效性，为临床医生提供更为可靠地证据。

检索随机对照试验（RCT），文种不限，无论是否采用盲法或分配隐藏。研究对象为接受外科手术的成年患者（≥18 岁）。围术期除研究药物之外，不用其他有可能干扰凝血功能的药物，如肝素、鱼精蛋白等。研究组在围术期应用注射用尖吻蝮蛇血凝酶；对照组在围手术期应用安慰剂或其他凝血药物。有效性指标：切口平均止血时间（单位：s），切口出血量（g），切口平均面积出血量（g/cm^2），术中出血量（g 或 ml），术后 24 小时引流量等；安全性指标：凝血功能变化、肝肾功能异常及其他相关不良事件。计算机检索中国生物医学文献数据库（CBM）、中国知网（CNKI）、万方数据知识服务平台和维普全文数据库，检索时限见表 6-1。检索词包括注射用尖吻蝮蛇血凝酶（苏灵）、注射用血凝酶（立芷雪）、注射用血凝酶（巴曲亭）、注射用白眉蛇毒血凝酶（邦亭）、蛇毒血凝酶注射液（速乐涓）。由两位研究者独立按照纳入标准筛选文献后，采用统一的表格对纳入研究进行资料提取。提取内容包括第一作者、发表年份、样本的入选排除标准和样本量、研究对象的基本资料、干预措施和时间、患者的不良反应、结局指标中连续性指标的均数和标准差以及分类指标的阳性病例数及总例数、结局判断标准等。纳入的随机对照研究的质量评价按照改良的 Jadad 评分量表进行。采用 Cochrane 协作网提供 RevMan 5.1.0 软件进行 Meta 分析。计数资料采用比值比（OR）及其 95%CI 表示，计量资料采用均方差（MD）或标准化均方差（SMD）及其 95%CI 表示。各纳入研究结果间的异质性采用 x^2 检验，当 $P \geq 0.10$，$I^2 \leq 50\%$ 时，采用固定效应模型进行 Meta 分析；反之，应用随机效应模型分析。如果数据无法合并则采用描述性分析。应用倒漏斗图判断是否存在发表偏倚。初检出相关文献 2358 篇，经逐层筛选后纳入文献 17 篇，共 2007 例患者（表 6-1）。

表 6-1　纳入研究的方法学评价

纳入研究	随机序列	随机化隐藏	盲法	退出与失访	Jadad 评分
韦军民 2006	2	2	2	1	7
杨填 2007	1	0	2	0	3
WEI Junmin 2010	2	2	2	1	7
欧光武 2010	1	0	2	0	3
张广防 2012	1	0	0	0	1
夏樾 2012	2	1	0	0	3
李峰 2012	1	0	0	0	1
翁剑武 2013	1	1	0	0	2
宋国洲 2012	1	0	0	0	1
余昌中 2013	1	0	0	0	1
喻晖 2013	2	1	0	0	3
魏京霞 2013	1	0	0	0	1
解春艳 2013	1	0	0	0	1
张坤 2013	1	0	0	0	1
施君 2014	1	1	2	1	5
吕骅 2014	2	2	1	1	6
雷翠蓉 2014	1	0	0	0	1

12 项研究对比了注射用尖吻蝮蛇血凝酶和安慰剂的有效性。其中 4 项研究针对手术切口，对比了手术切口平均止血时间、切口出血量和切口单位面积出血量，共纳入患者 494 例。三组分析的异质性检验提示各项研究结果均有异质性，故采用随机效应模型进行 Meta 分析，三组分析的结果提示切口平均止血时间 [OR = − 40.29，95% CI（− 71.13，− 9.44），$P < 0.00001$]，切口出血量 [OR = − 1.38，95% CI（− 1.90，− 0.87），$P = 0.0002$]，切口单位面积出血量 [OR = − 0.05，95% CI（− 0.06，− 0.03），$P = 0.02$]，两组差异均有统计学意义。

7 项研究对比了注射用尖吻蝮蛇血凝酶和安慰剂组患者的术中出血量，我们分别对两种情况进行 Meta 分析。前者共纳入患者 277 例，异质性检验提示研究结果无异质性（$P = 0.15$，$I^2 = 47\%$），故采用固定效应模型进行 Meta 分析，分析的结果提示两组间差异有统计学意义 [OR = − 19.52，95% CI（− 23.23，− 15.80），$P < 0.00001$]。后者共纳入患者 200 例，异质性检验提示研究结果有异质性（$P < 0.00001$，$I^2 = 99\%$），故采用随机效应模型进行 Meta 分析，分析的结果提示两组间差异有统计学意义 [OR = − 125.62，95% CI（− 225.65，− 25.59），$P = 0.01$]。

5 项研究对比了注射用尖吻蝮蛇血凝酶和安慰剂组患者的术后 24 小时引流量，共纳入患者 286 例，异质性检验提示研究结果有异质性（$P < 0.0001$，$I^2 = 84\%$），故采用随机效应模型进行 Meta 分析，分析的结果提示两组间差异有统计学意义 [OR = − 18.52，95% CI（− 25.50，− 11.53），$P < 0.00001$]。3 项研究对比了注射用尖吻蝮蛇血凝酶和注射用血凝酶（巴曲酶）的有效性，属非劣效性研究。其中 2 项研究针对手术切口，对比了手术切口平均止血时间、切口出血量和切口单位面积出血量，共纳入患者 590 例。分析的异质性检验提示各项研究结果均有异质性，故采用随机效应模型进行 Meta 分析，分析的结果均提示切口平均止血时间 [OR = − 5.34，95% CI（− 13.94，3.25），$P = 0.22$]，切口出血量 [OR = − 0.89，95% CI（− 2.01，0.22），$P = 0.12$]，切口单位面积出血量 [OR = −

0.02，95%CI（-0.06，0.01），$P=0.19$]，两组差异均无统计学意义。另一项研究主要对比了术中出血量和术后引流量，纳入患者84例，两组结果差异均无统计学意义（$P>0.05$）。

14项研究包含了用药前后凝血功能指标的评价，主要包括凝血酶原时间（PT）、凝血酶时间（TT）、活化部分凝血活酶时间（APTT）和纤维蛋白原（FIB）。

2项研究应用转异率评价变化，即术前正常转为异常的病例数比例，其结果差异无明显统计学意义。3项研究对比了手术前后研究组和对照组凝血功能指标变化值，其结果差异无明显统计学意义。11项研究包含对肝肾功能的评价，包括谷丙转氨酶（ALT）、谷草转氨酶（AST）、总胆红素（TBIL）、血肌酐（Cr）和尿素氮（BUN），均对比了术前后的数值变化，其结果差异无明显统计学意义。16项研究记录了研究中的不良事件，其中有发生不良事件的研究3项，共记述研究组7例，对照组4例。其中1项研究记录了研究组发生麻醉意外2例；1项记录研究组发生恶心的患者2例、皮疹1例，对照组发生恶心的患者1例，皮疹1例；1项研究记录了研究组发热2例，腹痛1例，而对照组共记录发热1例，无腹痛患者。各项研究均无发生严重不良事件的记录。

纳入研究的方法学质量可以看出17个纳入研究均为RCT，Jadad评分4分以上的"高质量"研究有4项，其余均为4分以下，为"低质量"研究。高质量研究采用了双盲、计算机随机的随机方法，说明了分配隐藏情况，但仍有可能存在选择性及测量性偏倚。其中三篇来源于同一个中心，有发表偏倚的可能。纳入研究的基线情况均相似。纳入的低质量研究有8项仅1分，1项2分，3项2分。Meta分析的结果显示，术前即刻应用尖吻蝮蛇血凝酶对于缩短手术切口平均止血时间、减少切口出血量和切口单位面积出血均有明显的效果，与传统的凝血药物相比，并无明显差异。对于手术出血量的对比，本研究涉及的研究有两种计量方式，即应用术中引流量或纱布重量变化来计算。Meta分析结果显示了在减少出血量方面有显著效果。特别是应用于在骨科手术，有较好的止血效果。这可能由于骨科手术的出血以创面渗血为主。术后引流液中血液成分多为创面毛细血管渗血，因此本研究对比了 24 小时引流量，手术方式涉及腹部手术、甲状腺手术及骨科手术，Meta 分析结果显示了引流量的明显减少。从安全性角度讲，尖吻蝮蛇血凝酶不影响凝血功能、肝肾功能，不增加术后相关并发症，如血栓形成、术后出血等，具有明显的安全性。

由此可见，尖吻蝮蛇血凝酶对于外科切口的止血效果是确实的，对于减少术中渗血及术后血性引流也具有明显的效果。但外科止血是多方面的，对于较大血管的止血仍然需要结扎等外科处理手段。

本系统评价分析纳入的研究，各研究的质量和试验设计还存在较多问题，个别研究样本量小，未报告分配隐藏方案，有可能存在选择性和测量性偏倚；虽然试验组均使用注射用尖吻蝮蛇血凝酶，但用药时间、剂量略有不同，各研究手术方式、创伤大小等不同，以上均有可能影响综合分析结果。因此，受纳入研究的质量和数量限制，上述结论尚需开展更多高质量 RCT 加以验证。

（朱明炜　许静涌）

第二节　蛇毒血凝酶药物经济性评价

继发血肿是神经外科术后严重的并发症，文献资料表明术后血肿发生率为 1.1%～2.2%，并且术后血肿组与对照组比较术中出血量差别有统计学意义，术中大量失血是开颅手术术后血肿的危险因素之一，另外，Merriman 等认为神经外科手术比其他外科手术对止血效果的反应更为敏感，并且术后血肿与发病率和死亡率息息相关，因此降低神经外科术后血肿发生率至关重要。

注射用尖吻蝮蛇血凝酶（苏灵）是从尖吻蝮蛇中提取的一种血凝酶，具有止血功能，但并不影响血液中的凝血酶原数量和血小板数量，在正常血管内不激活凝血因子 XIII，没有血小板凝聚作用，因此无血栓形成风险，其机制为促进血液中的纤维蛋白原向纤维蛋白单体转化，在血管破裂处形成止血凝块，发挥止血作用。现有文献多集中在对尖吻蝮蛇血凝酶的止血疗效与安全性方面进行研究，缺乏对其进行经济性评价。本部分研究基于现有的临床试验数据结合流行病资料获得出血量与术后血肿发生的相关关系，通过建立数学模型并应用蒙特卡洛模拟法得到研究药物的术后血肿发生率，进而对尖吻蝮蛇血凝酶对神经外科术后血肿发生的经济性进行评价。

一、资料来源与研究方法

1. **文献资料分析**：受到现有资料的限制，本研究查阅期刊论文数据库资料，从中搜集各种相关的文献，选取有用信息，并对资料进行分析，获得需要的相关参数如非干预条件下神经外科术后血肿发生率、术中出血量及其与术后血肿的关系等，用于本研究的相关分析。

2. **专家咨询法**：关于神经外科术后血肿发生可能导致住院时间延长和再手术概率的相关问题，研究采用专家咨询法，选择天坛医院神经外科主治医师以及神经外科领域的相关专家进行讨论，所选专家均具有中级以上职称，并且具有相关工作经验 10 年以上，在广泛征询专家意见的基础上，确定相关参数。

3. **三角分布**：当原始数据很少，又不知道分布模型时，只能用最简单的三角分布代替其随机变量的分布函数。一般已知的原始数据只有 2~3 个，即极大、极小和最可能值（或均数、众数值），必须利用经验公式求得三角分布的随机变量分布函数。

三角分布是一种复合分布，它有最大值、最小值和最可能值。其他参数值限定在最大、最小值之间，并趋向于接近最可能值。

根据三角分布的复合特点，它的经验模拟抽样公式分两种情况给出：

（1）当 $X_2 \leqslant X \leqslant$ 时 X_3 时，$X = X_2 + \sqrt{RN \times (X_3 - X_2)(X_1 - X_2)}$

（2）当 $X_3 \leqslant X \leqslant$ 时 X_1 时，$X = X_1 - \sqrt{(1-RN)(X_1 - X_3)(X_1 - X_2)}$

其中，RN 为（0，1）区间均匀分布的随机数；X_1 为参数的最大值；X_2 为参数的最小值；X_3 为参数的最可能值。

4. **蒙特卡洛模拟**：蒙特卡洛法的本质是抽样试验，也称统计试验方法，它是根据统计抽样理论，对随机变量函数的概率分布进行抽样模拟。蒙特卡洛模拟的基本内容是用数学方法产生随机变量的样本，它的计算基础是对任意已知分布进行数学抽样，即在计算机上产生任意已知分布的随机变量的随机数。因为，我们一旦根据原始数据或者专家经验，确定了术中出血量的概型，即可认为变量的分布已知。当系统中各个单元的可靠性特征量已知，但系统的可靠性过于复杂，难以建立可靠性预计的精确数学模型或模型太复杂而不便应用时，可用随机模拟法近似计算出系统可靠性的预计值，随着模拟次数的增多，其预计精度也逐渐增高。我们可以设随机变量 Q 是被研究的对象，它是 m 个随机变量，X_1，

X_2，……X_m的函数。

$Q = f (X_1, X_2……X_m)$

若随机变量 X_1，X_2，……X_m 相互独立，他们的概率分布 P（X_1）、P（X_2）、……P（X_m）已知，求随机变量 Q 的分布，则在计算机上用随机抽样的算法，从分布 P（X_1）中抽样得 $X_1′$，从分布 P（X_2）中抽样得 $X_2′$……P（X_m）中抽样得 $X_m′$，由随机数 $X_1′$，$X_2′$……$X_m′$ 计算得到 Q 的一个随机数 Q_1。

$Q_1 = f (X_1′, X_2′……X_m)$

显然，Q_1 是从分布 P（Q）中抽得的一个数值，重复上述步骤，又可得 Q_2，如此重复 N 次，就得到随机变量 Q 的一个容量为 N 的样本（Q_1，Q_2，……Q_N）。

二、研究结果

1. 尖吻蝮蛇血凝酶对出血量的影响： 尖吻蝮蛇血凝酶对出血量的影响分析主要是基于注射用尖吻蝮蛇血凝酶用于神经外科手术止血有效性及安全性临床研究，该研究为随机、双盲、安慰剂对照、多中心临床试验，以 0.8% 右旋糖酐作为安慰剂对照，实验组例数为 84 例，对照组为 42 例。给药前实验组与对照组一般资料（性别、年龄、身高、体重、体重指数 BMI、过敏史等）、生命体征、手术类型、手术时间、给药剂量、给药次数等情况相近，差别没有统计学意义，具有良好的可比性。研究发现尖吻蝮蛇血凝酶具有明显的止血作用，表现为止血时间明显缩短、出血量明显减少以及手术后渗血明显减少。其中，手术切口单位面积出血量试验组为 $0.11 \pm 0.11 \text{g/cm}^2$，对照组为 $0.27 \pm 0.51 \text{g/cm}^2$，可以得到，使用尖吻蝮蛇血凝酶组的切口出血量为对照组的 40.74%。

2. 术中出血量队列模拟： 根据文献，通过连续记录 3 年间每例神经外科手术的出血量和用血量发现，平均每例出血 526.8（100~2800）ml，可以得到三角分布的相关参数，设定极大值为 2800ml，极小值 100ml，最可能值为526.8ml，采用蒙特卡洛模拟得到一个样本量为10万例的出血量的队列，作为对照组。基于研究，已经得到注射尖吻蝮蛇血凝酶后出血量为对照组的40.74%，可以设定极大值为1141ml，极小值为41ml，最可能值为215ml，模拟使用蛇毒血凝酶后出血量的队列，样本量为10万例，作为试验组。

3. **术中出血量与术后血肿的关系**：Kim等对颅脑手术术后血肿发生危险因素的分析发现，在941例颅脑手术中，有24例发生了血肿，发生率为2.6%，接受颅脑手术的患者术中出血量超过800ml会增加术后血肿发生率的风险为3.14倍。术后血肿发生率与术中出血量的关系可以表示为：

$$Y = RX_1 + (1-P) X_2$$

X_1为术中出血量<800ml发生术后血肿的概率；X_2为出血量≥800ml发生术后血肿的概率，$X_2 = 3.14X_1$；P为术中出血量<800ml的患者比例；Y为术后血肿发生率。

根据模拟队列，对照组中出血量≥800ml的患者占总患者的65.16%，试验组中出血量≥800ml的患者占总患者的11.49%。根据公式可以得到对照组术中出血量<800ml发生术后血肿的概率为1.09%；出血量≥800ml发生术后血肿的概率为3.42%。研究假设试验组术中出血量<800ml与≥800ml发生术后血肿的概率与对照组一致，因此试验组术后血肿发生率为1.36%。

4. **基于决策分析模型的成本效果分析**：根据专家咨询，颅脑手术术后发生血肿需要留院观察3天至1周，本研究基于观察天数为5天，再手术率保守定为50%，再手术患者术后需要住院1周，患者需要给予两次CT复查进行分析。

（1）成本：本研究中成本包括术后血肿发生造成的直接医疗成本，考虑数据可得性，未测量直接非医疗成本、间接成本和隐性成本。直接成本包括床位费、诊疗费、护理费、检查费以及手术费等。根据北京发展改革委员会医疗服务价格规定,床位费为 22 元/天;诊疗费按照三级医院诊疗费用设定为 7 元/床日;护理费采用一级护理标准 7 元/天;头颈平扫 CT 180 元/次;脑内血肿清除术为 820 元/例。蛇毒血凝酶按照全国零售价格 104.35 元/支,于手术前给药 2 支,手术后缝皮时给药 2 支,成本为 104.35×4＝417.40 元。

(2)效果:本研究将效果指标确定为使用尖吻蝮蛇血凝酶术后血肿发生率的降低。在本研究中,试验组的术后血肿发生率为 1.36%,对照组的术后血肿发生率为 2.6%,因此,与对照组相比,尖吻蝮蛇血凝酶能够使术后血肿发生率降低 1.24%。

(3)增量成本效果(ICER)分析:本研究基于决策树模型建立了试验组和对照组术后血肿路径,并且根据每条路径相应的概率算出每条路径的权重成本,将所有路径的权重成本求和得出每组的期望成本(表 6-2)。从表中可以看出,试验组和对照组的期望成本分别为 430.81 元与27.07 元,以术后未发生血肿作为评价指标。

表 6-2　基于决策树模型的成本效果路径分析

分组	项目	概率	成本	期望成本	期望效果
对照组	术后血肿留院观察	0.0130	360	6.11	0
	术后血肿留院观察+再手术	0.0130	1612	20.96	0
	术后未发生血肿	0.9740	0	0	1
	合计	1		27.07	
试验组	术后血肿留院观察	0.0068	777.40	5.29	0
	术后血肿留院观察+再手术	0.0068	2029.40	13.80	0
	术后未发生血肿	0.9864	417.40	411.72	1
	合计	1		430.81	

利用成本与效果数据进行增量成本效果分析,这体现了社会为多获得一个健康生命年而愿意支付的成本。据 WHO 关于药物经济学评价的推

荐意见：ICER<人均 GDP，增加的成本完全值得；人均 GDP<ICER<3 倍人均 GDP，增加的成本可以接受；ICER>3 倍人均 GDP，增加的成本不值得。根据国家统计局统计 2014 年末我国的人均 GDP 约合人民币 46531元，如表 6-3 显示，相比对照组，试验组的增量成本为 32,560 元，因此神经外科手术注射用尖吻蝮蛇血凝酶的 ICER<人均 GDP。考虑到颅脑血肿增加的死亡风险和造成长期后遗症的生命质量损失，假设降低一例术后血肿发生能够获得大于 1 单位的质量调整生命年（QALY），那么可以认为降低术后血肿发生而增加的成本是完全值得的，具有成本效果。

表 6-3　增量成本效果分析

组别	成本	效果	ΔC/ΔE（ICER）
对照组	27.066	0.974	-
试验组	430.81	0.9864	32,560

（4）敏感性分析：药物经济学研究中所用的变量通常较难准确地测量出来，而且每一个治疗方案在不同人群或不同医疗单位中的费用及效果可能不同，灵敏度分析就是为了验证变量在一定范围内波动时，对分析结果的影响。基于发改委关于药品降价的政策，假设药价下降 10%，进行敏感性分析，结果发现增量成本为 29,194 元；假设术后血肿再手术率为 80%，增量成本为 35,154 元，ICER<人均 GDP，具有成本效果，支持了研究结果的稳定性。

三、讨论与结论

本研究主要分析了注射用尖吻蝮蛇血凝酶对术后血肿的影响，并且对其短期的成本效果进行了评价。凝血药物主要通过减少出血量影响术后血肿的发生率，根据队列模拟和相关参数，研究发现，注射用尖吻蝮蛇血凝酶能够在一定程度上降低术后血肿发生率。在基于决策树模型的成本效果分析中发现，神经外科手术注射用尖吻蝮蛇血凝酶的 ICER<人均 GDP，为了降低术后血肿发生而增加的成本有很大可能性是完全值得的。敏感性分析支持了分析结果的稳定性。

受到现有资料的限制，试验组和对照组出血量的队列是通过相关参数进行蒙特卡洛模拟得到的，并且模拟的参数以及术中颅脑出血量与术后血肿的关系主要是通过文献资料获得的，在一定程度上会影响结果的严谨性。在进行成本效果分析的过程中，成本的计算仅纳入了直接医疗成本，为包括直接非医疗成本、间接成本和隐性成本，可能会低估了成本，并且，本研究是基于降低一例术后血肿发生能够获得大于 1 单位的 QALY 的假设而得出具有成本效果这一结论的，因而，研究存在一定的局限性。

（史录文　韩　晟）

第三节 蛇毒血凝酶的安全性研究

药品上市前的临床试验因受到观察对象样本量有限、观察时间短、病种单一、多数情况下排除老人、孕妇和儿童等因素的影响，使得罕见的不良反应、迟发反应和发生在某些特殊人群的不良反应难以发现。因此，需要对药品开展上市后风险评估。开展安全性研究的设计方法为常用的流行病学研究设计手段，推荐采用观察性研究，如队列研究、病例-对照研究、病例系列等，也可以在整体的设计中嵌入一些子研究作为其组成部分。

蛇毒血凝酶在临床上作为一种止血药物，由于其止血效果良好，在国内外各大医院已经被广泛应用于各类外科手术中的止血。尖吻蝮蛇血凝酶是一种从尖吻蝮蛇毒液中提取分离出来的蛇毒血凝酶，是目前国内上市的止血药物—蛇毒血凝酶中唯一一个国家一类新药，临床应用前的大量实验研究均证实有较好的止血作用。本节以查询到的观察性研究文献为基础（表6-4），按报告的不良反应结局指标梳理蛇毒血凝酶的安全性研究结果。

表6-4 纳入研究文献的基本特征

文献	研究单位	样本量	研究用药
吴立权	武汉大学人民医院神经外科	61例	注射用HCA（苏灵，北京康辰药业生产；规格：每支1U；批号：20100823）
贾德静	武装警察部队总医院耳鼻喉科	30例	注射用HCA（北京康辰药业有限公司，批号20100303）

续　表

文献	研究单位	样本量	研究用药
马　宏	北京医院泌尿外科	30 例	注射用 HCA（商品名苏灵；规格每支 1U；批号：20100303；北京康辰药业有限公司生产）
白　雪	北京军区总医院普通外科	30 例	注射用 HCA（规格：每瓶含冻干粉 1U；批号：20100303；康辰医药股份有限公司生产）
包　蕾	重庆医科大学附属儿童医院新生儿诊治中心	50 例早产儿	注射用 HCA 商品名苏灵；康辰医药股份有限公司生产；每瓶含 1U 冻干粉，1U/瓶；批号：010910
袁　伟	海军总医院全军耳鼻咽喉头颈外科中心	30 例	注射用 HCA（商品名：苏灵；规格：1U/支；批号：20100608；北京康辰医药股份有限公司生产）
于颖群	中国人民解放军 307 医院神经外科、普外科、妇科和泌尿外科	42 例	注射用 HCA

一、生命体征变化结果

药物治疗时，患者用药前后的生命体征变化也是安全性研究的指标之一。基本特征常常有体温、脉搏、呼吸、血压、心率等。基于研究报告的结果见表 6-5 所示，从整体结果来看，使用蛇毒血凝酶不会影响患者的基本特征。

表 6-5　用药前后生命体征变化的结果

文献	结果
吴立权	给药前后体温、脉搏、呼吸、血压变化差异无统计学意义，心电图检查未见异常变化
贾德静	给药后心电图未见特殊异常变化
马　宏	给药前后体温、脉搏、呼吸、血压、心电图无统计学差异
白　雪	给药前后体温、脉搏、呼吸频率、收缩压、舒张压变化差异均无统计学意义及临床意义，心电图检查未见具有临床意义的异常变化
包　蕾	用药前后患儿体温、心率、呼吸频率、收缩压、舒张压差异均无统计学意义

二、实验室检查结果

实验室检查结果报告的有血常规（WBC、RBC、Hb、PLT）、凝血功能（PT、TT、APTT、FIB）、肝功能（ALT、TBIL）及肾功能（BUN、SCr）。基于研究报告的结果见表6-6所示。

从表中数据可以看出，在成人手术后使用HCA对主要凝血功能、肝肾功均无影响，对除WBC之外的血常规亦无影响。WBC反映体内的炎症水平，手术后患者该项指标有所增高属正常现象，该项结果升高与使用HCA无明显相关。于颖群等报告的红细胞减少则可能与术中失血及术后感染、手术切口渗血等因素有关，与使用HCA均无明显关系。对早产儿而言，凝血功能的血浆凝血酶原时间（PT）指标和总胆红素（TBIL）指标受到影响，这种影响是源于HCA的使用还是源于患儿自身，尚需进一步论证。

表6-6 实验室检查结果

文献	结果
吴立权	患者PT、TT、APTT与FIB用药后较用药前比较差异无统计学意义；患者Hb、PLT与RBC用药后与用药前比较差异无统计学意义；WBC术前与术后比较差异有统计学意义；患者的ALT、TBIL、BUN及SCr用药后与用药前比较差异无统计学意义
袁 伟	患者WBC、RBC、Hb和PLT差异无统计学意义；PT、APTT和FIB用药前与用药后3天差异无统计学意义；ALT、TBIL、BUN和Cr差异无统计学意义
贾德静	患者的血常规各项指标比较差异均无统计学意义；患者的凝血功能各项指标比较差异均无统计学意义；肝肾功能差异均无统计学意义
马 宏	患者的PT、TT、ALT和FIB手术后3天与术前均在正常参考范围，且比较无显著差异；患者的REC、Hb、PLT在手术后3天与术前化验结果均在正常范围；术后WBC明显增高较术前有统计学差异，术后一周复查WBC与术前无统计学差异；患者术前和术后刻的肝功能（ALT、TBIL）、肾功能（Bun、Cr）术后和术前数据元统计学差异

续　表

文献	结果
白　雪	患者的 RBC、Hb 及 PLT 差异无统计学差异，WBC 术前与术后差异显著有统计学意义；凝血功能各项指标术前及药后差异也无统计学意义；对肝功能、肾功能各项指标的比较发现术前与药后差异均无统计学差异
包　蕾	用药前后患儿的 WBC、RBC、Hb、PLT 差异均无统计学意义；患儿凝血功能指标 PT 用药前后差异有统计学意义，其余指标用药前后差异均无统计学意义；用药后患儿 TBIL 升高明显差异有统计学意义，其余指标差异均无统计学意义
于颖群	用药前与用药后第 3 天，患者的血小板、血红蛋白变化差异无显著性；白细胞与红细胞用药前与用药后第 3 天差异有显著性；患者的血浆凝血酶原时间、凝血酶时间、部分凝血活酶时间、纤维蛋白原指标用药前与用药后第 3 天差异无显著性；患者的丙氨酸氨基转移酶、总胆红素、肌酐在给药前后差异无显著性，但尿素氮在术后第 3 天与用药前差异有显著性

整体而言，从当前的证据来看，HCA 的安全性较好。但除开生命体征及实验室检测指标之外的其他安全性指标，如过敏等均未报告，以及在儿童患者中使用的安全性情况等均需要进一步进行研究。

（曾宪涛）

第四节　蛇毒血凝酶对体外循环围术期凝血指标的影响

体外循环（cardiopulmonary bypass，CPB）围术期出血的形成原因比较复杂。目前认为，体外循环机装置的应用，非生物性材料的接触，预充液、灌注流量、稀释度、肝素与鱼精蛋白的使用以及体温变化等导致的血小板（Platelet，PLT）、凝血因子和纤溶系统的改变是主要成因。蛇毒血凝酶具有类凝血激酶及类凝血酶的作用，前者能使纤维蛋白原裂解为成纤维蛋白 I 单体；后者能促进凝血酶原转换为凝血酶，并最终形成稳定的纤维蛋白从而止血。同时，可以激活血小板，增加血小板的粘附性，因此只在出血部位激发血栓形成，不引起正常血管内凝血和血栓形成，在体外循环围术期血液保护中有其独特的应用。

一、蛇毒血凝酶对体外循环围术期血小板的影响

CPB 转机时，肝素化的血液在接触到 CPB 系统的人工表面后即有血浆蛋白附着，激活的 PLT 黏附在人工表面上，脱落后仍有部分 PLT 膜黏附于人工表面上，从而使功能丧失的 PLT 进入血液循环，因此 PLT 在整个 CPB 期间始终处于较低水平。另外，CPB 术后肝素鱼精蛋白复合体抑制 PLT 功能，一般需 6~12 小时恢复正常，但 PLT 数量需数日才能恢复正常。因此，血小板功能低下可能是 CPB 后凝血障碍的主要原因。临床资料表明，体外循环围术期应用蛇毒血凝酶的患者术后 PLT 显著高于对照组，提示蛇毒血凝酶可以减少对 PLT 的破坏，保护凝血功能，从而可以减少术后引流、输血的需要。

二、蛇毒血凝酶对体外循环围术期凝血系统的影响

体外循环期间机体的凝血因子会有不同程度的降低，尤其是因子 F Ⅷ、FⅨ、FⅫ等减少的非常明显，相比于术前，其值下降近 50%～100%，其可能的原因有以下几种：①手术和创伤导致组织和血管内皮细胞受损，引起组织因子释放，使外源性和内源性凝血途径相继被激活生成大量凝血酶，凝血酶又使纤维蛋白原转化为纤维蛋白，同时激活 PLT，继而生成血栓，所有凝血因子和 PLT 都大量消耗。另外，血液与非生物材料接触，导致内源性凝血途径激活，消耗大量凝血因子。②血液与非生物材料接触，FⅪ、FⅫ、激肽释放酶原及高分子量激肽原被激活，即启动接触相激活，导致内源性凝血途径激活，形成微血栓，消耗大量凝血因子。③肝素化后，肝素与抗凝血酶Ⅲ、凝血酶形成复合物，使凝血酶对 FⅤ、FⅦ、FⅧ的激活作用减弱，使 FⅧ、FⅨ、FⅫ下降。④各种细胞成分被机械作用挤压和心腔负压剪切力破坏，释放出促凝物质，激活 PLT 凝血过程形成微血栓，消耗凝血因子和 PLT。凝血酶原时间（PT）延长主要反映凝血酶原、纤维蛋白原、FⅤ、FⅦ、FⅩ的缺陷或抑制物的存在。活化的部分凝血活酶时间（activated partial thromboplastine time，APTT）可筛选 FⅧ、FⅨ、FⅪ 的缺陷或是否存在它们相应的抑制物，也可用于了解 FⅫ、激肽释放酶原和高分子量激肽原是否缺乏，对肝素高敏。因此，可以选用 PT 或 APTT 来间接评价 CPB 对凝血系统的影响。有研究表明，所有患者的 PT、APTT 在 CPB 术后均有不同程度的升高，但与空白组患者相比，手术前应用蛇毒血凝酶者有明显的改善，且创面渗血和术野引流也明显减少，均提示蛇毒血凝酶对凝血因子存在保护。

三、蛇毒血凝酶对体外循环围术期纤溶系统的影响

D-二聚体（D-dimer）为交联纤维蛋白经纤溶酶降解后所产生的一种特异性的分子标志物，它的升高特异性地提示体内有血栓形成和纤溶

亢进。据报道，15%的 CPB 后出血与纤溶亢进有关。CPB 术中转流时血管内皮细胞收到刺激，组织纤溶酶原活化剂释放增多，使纤维蛋白降解产物 D-dimer 增多。因此，可以选用 D-dimer 来评价 CPB 对纤溶系统的影响。周学亮等及陈晨等报道，蛇毒血凝酶应用组与对照组患者血浆 D-dimer 在 CPB 开始后均有明显升高，但与对照组相比，血凝酶组显著低于对照组，说明血凝酶能在一定程度上抑制体外循环纤溶亢进，其机制尚待进一步的研究。

总之，在体外循环围术期中，蛇毒血凝酶在增强凝血及抗纤溶方面都具有重要作用，使用蛇毒血凝酶可以明显减少血液丢失，在血液保护和节约用血方面起到十分积极的作用。

（邢瑞娴　刘元波）

第五节　与其他药物的相互作用

目前，我国上市的蛇毒血凝酶主要有四种，分别是蛇毒血凝酶注射液（速乐涓）、注射用血凝酶（巴曲亭）、注射用白眉蛇毒血凝酶（邦亭）、注射用尖吻蝮蛇血凝酶（苏灵）。蛇毒血凝酶是从蛇毒中提取而来，从不同种属不同来源的毒蛇蛇毒中提取的蛇毒血凝酶在结构和性质上存在一定差异，故我们从4类具体药物谈其与其他药物的相互作用。

通过查阅说明书，搜索 Micromedex、Pubmed、CNKI、万方数据库等专业数据库，将蛇毒血凝酶药物相互作用整理如下。说明书上药物相互作用见表6-7。

表6-7　蛇毒血凝酶说明书药物相互作用

药物通用名	说明书药物相互作用
蛇毒血凝酶注射液	未进行该项实验且无可靠参考文献
注射用血凝酶	未进行该项实验且无可靠参考文献
注射用白眉蛇毒血凝酶	目前尚无与其他药物相互作用的报道，但为防止药效降低，不宜与其他药物混合静注
注射用尖吻蝮蛇血凝酶	目前尚无与其他药物相互作用的报道，但为防止药效降低，不宜与其他药物混合静注

通过查询专业数据库，发现蛇毒血凝酶的药物相互作用主要包括与抗凝药物相互作用、与钙络合剂等结合钙的物质相互作用、配伍禁忌三个方面。

一、与抗凝药物相互作用

蛇毒血凝酶含有类凝血酶和类凝血激酶，通过水解纤维蛋白原使其变为纤维蛋白 I 单体，进而交联成难溶性纤维蛋白，促进在出血部位的血栓形成和止血。华法林药物主要在肝脏微粒体内抑制维生素 K 依赖性凝血因子 II、VII、IX、X 的合成，与蛇毒血凝酶作用相拮抗。抗凝药物会使本品作用降低。值得注意的是，虽无关于血栓的报道，为安全考虑，有血栓病史者禁用蛇毒血凝酶制品。

二、与钙络合剂等结合钙的物质（如 EDTA）

体外研究实验发现，当存在钙离子时，蛇毒血凝酶能形成更多的纤维蛋白凝块，有助于发挥止血功效。当使用钙络合剂等结合钙的物质（如 EDTA）时，会影响纤维蛋白形成，减弱本品疗效。

三、配伍禁忌

1. **头孢地嗪**：两种药物说明书和《432 种注射剂临床配伍应用检索表》均未标明两者存在配伍禁忌，但通过临床使用及试验证明两种药物存在配伍禁忌。因此，建议临床上如果用头孢地嗪与血凝酶联合应用静脉滴注，可在两种药物之间加入生理盐水以间隔静脉滴注。

2. **地塞米松注射剂**：经过查阅两种药物说明书和《临床 432 种注射剂配伍应用检索表》，均未发现血凝酶与地塞米松两者之间存在配伍禁忌。而在临床上及试验都证明这两种药物配伍后出现白色浑浊絮状物，存在配伍禁忌。因此，临床在应用血凝酶与地塞米松注射剂两种药物时，应当避免混合使用。如果需要同时使用时，必须用 5% 葡萄糖注射液冲管后方可使用，以免因配伍禁忌而出现不良反应。

3. **质子泵抑制剂**：根据文献报道，注射用白眉蛇毒血凝酶与奥美拉唑钠、泮托拉唑钠、埃索美拉唑钠混合产生乳白色颗粒状沉淀物，不但使药效降低，而且在临床应用中如果不能及时发现就会引起一系列不良反应，如高热、皮疹、栓塞等现象。这说明注射用白眉蛇毒血凝酶与奥美拉唑钠、泮托拉唑钠、埃索美拉唑钠存在配伍禁忌。为了不影响药物的使用效果，减少给患者带来不必要的不良反应，临床静脉滴注完白眉蛇毒血凝酶后，先输入至少 50ml 生理盐水注射液冲管，再续输质子泵抑制剂注射液。或者两者可以间隔 3~4 小时再进行输注。

总之，蛇毒血凝酶作为生化药品，尚未进行足够药物相互作用试验。以立芷雪为例，临床已使用 50 余年，全球使用过亿例次，极少发现严重不良反应，有较高的安全性。而由于蛇毒因产地种属不同而具有差异性，要求我们首次给患者使用该类药物时，要密切观察患者反应，一旦发生不良反应，应及时停药，并做好救治工作。

另外，笔者建议，各位医务人员临床使用新的药物时，除了用药前要仔细阅读说明书，查配伍禁忌表、注射剂手册外，还应该在用药的过程中密切观察患者反应，以防止发生药物相互作用，使药物失去药效甚至给患者造成损伤。

（翟所迪　李光耀）

第六节 特殊人群用药

一、肝功能不全患者用药

肝脏是人体内最大的实质性腺体，具有多种生理功能。肝脏参与人体各种物质代谢和能量代谢；是体内白蛋白、凝血因子等物质合成的加工中枢，并把多余的物质加以储存；负责分泌和排泄胆汁；肝脏的生物转化和解毒功能，对绝大部分进入人体的药物和毒物，都会进行氧化、还原、水解、结合等化学反应，不同程度的将其代谢，最后以代谢物的形式排出体外；也是体内免疫系统中抗原呈递的重要角色。

肝功能不全（hepatic insufficiency）是由于肝炎病毒感染、药物、酒精、遗传代谢障碍或免疫抑制等因素造成的肝损害，一方面可引起肝脏组织变性、坏死、纤维化及肝硬化等结构的改变，另一方面还能导致肝脏分泌、排泄、合成、生物转化及免疫等多种生理功能障碍，出现黄疸、出血、继发感染、肾功能障碍、顽固性腹水及肝性脑病等一系列临床综合征。主要涉及以下八大方面。

1. 物质代谢障碍：

（1）糖代谢障碍：肝脏通过糖原的合成与分解、糖酵解与糖异生和糖类的转化来维持血糖浓度的相对稳定。

（2）脂类代谢障碍：胆汁分泌减少引起脂类吸收障碍，患者可出现脂肪泻、厌油腻食物等临床表现。

（3）蛋白质代谢障碍：血浆白蛋白浓度的下降，使血浆胶体渗透压降低，导致腹水形成；因缺少造血原料可导致贫血；凝血因子合成减少，会造成出血倾向；急性期反应蛋白的产生不足，使机体的防御功能下降。

（4）维生素代谢障碍：维生素 A、D、K 代谢均受肝功能不全影响。

2. 激素代谢障碍： 肝脏是许多激素代谢的主要场所，胰岛素代谢障碍导致高胰岛素血症；性激素代谢障碍导致雌激素增多，出现肝掌、蜘蛛痣等。

3. 胆汁代谢障碍：

（1）高胆红素血症：肝功能不全→胆红素排泄功能障碍→高胆红素血症（黄疸）。

（2）肝内胆汁淤积：胆汁酸摄取、转运和排泄功能障碍→胆汁成分（胆盐和胆红素）潴留→脂肪、脂溶性维生素吸收减少→肠源性内毒素吸收增多→内毒素血症。

4. 凝血功能障碍：

（1）凝血因子合成下降：肝脏合成绝大多数凝血因子，如Ⅰ、Ⅱ、Ⅶ、Ⅸ、Ⅹ、Ⅺ、Ⅷ（Ⅱ、Ⅶ、Ⅸ、Ⅹ为维生素 K 依赖性凝血因子）。

（2）抗凝血因子减少：血管内壁上两种抗凝机制：①以蛋白 C 为主体的蛋白酶类凝血抑制机制。②以抗凝血酶Ⅲ为首的蛋白酶抑制物类抑制机制。主要在肝脏合成，肝功能障碍导致这些抗凝物质减少，导致凝血与抗凝血平衡失调。

（3）纤溶蛋白溶解功能异常：肝脏病患者纤溶亢进机制：α_2 抗纤溶酶生成减少、肝脏清除纤溶酶原激活物的功能减退。

（4）血小板数量及功能异常：血小板数目明显减少，原因：骨髓抑制；脾功亢进；发生 DIC 消耗过多。血小板功能异常：血小板释放障碍、集聚性缺陷和收缩不良。

5. 生物转化功能障碍： 生物学效应或毒性的物质（包括激素、神经递质等内源性物质和药物、毒物等外源性物质）体内蓄积。肝病患者血中药物的半衰期延长，易发生药物中毒。

6. 免疫功能障碍： Kupffer 细胞功能障碍、补体水平下降，导致免疫功能低下。例如肠道细菌移位、内毒素血症、感染等。

7. 水、电解质及酸碱平衡紊乱：

（1）肝性水肿：早期主要表现为腹水形成，继续发展可出现尿量减少、下肢水肿。

（2）低钠血症。

（3）重症肝功能不全患者易发生低钾血症。

（4）代谢性碱中毒：尿素合成障碍，血氨升高，利尿药应用不当、低钾血症没有得到及时纠正。

8. 器官功能障碍：

肝功能不全时，常伴有全身各系统症状，中枢神经系统和泌尿系统的并发症最严重。例如肝性脑病、肝肾综合征。

肝脏是许多药物代谢的主要场所，当肝功能不全时，药物代谢必然受到影响，药物生物转化减慢，血浆中游离型药物增多，从而影响药物的效应并增加毒性。因此在蛇毒血凝酶临床应用中，一般首次剂量常为10BU 或 1KU，维持量视患者情况酌情给予，一般为 5BU 或 0.3 ~ 0.5KU，目前尚无肝功能受损患者药物用量推荐，因此需临床实际应用时酌情考虑，必要时适当减少用药剂量或用药次数，但重度肝功能不全患者禁用。

二、肾功能不全患者用药

肾脏是药物排泄的主要器官，极易受到某些药物的作用而出现毒性反应。肾功能不全（renal insufficiency）是由多种原因引起的肾小球严重破坏，使身体在排泄代谢废物和调节水电解质、酸碱平衡等方面出现紊乱的临床综合征。分为急性肾功能不全和慢性肾功能不全。预后严重，是威胁生命的主要病症之一。肾功能不全分为四期。

第一期：肾功能储备代偿期。因为肾脏储备代偿能力很大，因此临床上肾功能虽有所减退，但其排泄代谢产物及调节水、电解质平衡能力仍可满足正常需要，临床上并不出现症状，肾功能化验也在正常范围或偶有稍高现象。

第二期：肾功能不全期。肾小球已有较多损害，60%～75%，肾脏排泄代谢废物时已有一定障碍，肌酐尿素氮可偏高或超出正常值。患者可以出现贫血，疲乏无力，体重减轻，精神不易集中等。但常被忽视，若有失水、感染、出血等情形，则很快出现明显症状。

第三期：肾衰竭期。肾脏功能已损害相当严重，75%～95%，不能维持身体的内环境稳定，患者易疲劳，乏力，注意力不能集中等症状加剧，贫血明显，夜尿增多，血肌酐、尿素氮上升明显，并常有酸中毒。此期又称氮质血症期。

第四期：尿毒症期或肾功能不全终末期。此期肾小球损害已超过95%，有严重临床症状，如剧烈恶心、呕吐，尿少，水肿，恶性高血压，重度贫血，皮肤瘙痒，口有尿臊味等。

肾功能不全影响药物吸收、分布、代谢和排泄等多种情况：①肾功能不全患者肾单位数量减少、肾小管酸中毒，影响药物吸收。②肾功能损害能改变药物与血浆蛋白的结合率，影响药物分布。③肾脏含有多种药物代谢酶，氧化、还原、水解及结合反应在肾脏均可发生，所以有肾脏疾病时，经肾脏代谢的药物生物转化障碍，影响药物代谢。④肾功能损害时，主要经肾脏排泄的药物消除减慢，血浆半衰期延长。因药物在体内蓄积作用加强，甚至产生毒性反应，影响药物排泄。

目前尚无有关蛇毒血凝酶在肾功能不全患者中的研究，也鲜有此类药物在肾功能受损患者中应用引起的严重不良反应报道。但重度肾功能不全的患者禁用。故临床应用中需根据患者肾脏和全身综合情况酌情适当调整剂量，医务人员务必密切观察患者疾病变化和关注患者各项指标，以便及时应对紧急事件的发生。

（段京莉　王　莉）

第七章

蛇毒血凝酶用药答疑

一、目前应用的止血药物有哪些？各有何特点？

目前常用的止血药物可以分为以下五类：

1. 促进凝血系统功能的止血药：

（1）蛇毒血凝酶：具有类凝血酶样作用，使纤维蛋白原降解生成纤维蛋白单体，进而聚合成可溶性纤维蛋白，促进血管破损部位的血小板聚集，形成血凝块，发挥体外止血作用。

（2）维生素 K：形成活性凝血因子 II、VII、XI 和 X 所必需。

（3）酚磺乙胺：能使血小板数量增加，并增强血小板的凝集和黏附能力，促进凝血活性物质的释放；可增强毛细血管的抵抗力、降低毛细血管的通透性。

2. 凝血因子制剂：

（1）凝血酶：促使纤维蛋白原转化为纤维蛋白，应用于创口，使血液凝固而止血。本品只能局部应用，严禁血管内、肌内或皮下注射，否则可能导致广泛性血栓形成而危及生命。

（2）人凝血因子 VIII：内源性血凝过程中，凝血因子 VIII 作为一种辅助因子，在 Ca^{2+} 和磷脂存在下，与活化的凝血因子 IX 激活凝血因子 X，形成凝血酶原酶，从而激活凝血酶原，形成凝血酶。

（3）凝血酶原复合物：包含凝血因子 II、VII、IX 及 X。

（4）冻干人纤维蛋白原：用于先天或获得性纤维蛋白原减少血症。

3. 抗纤溶剂： 氨甲苯酸、氨甲环酸、氨基己酸：抗纤维蛋白溶解药，能阻止纤溶酶与纤维蛋白结合而阻止纤维蛋白溶解，高浓度可直接抑制纤溶酶。用于纤溶系统亢进所致的出血，如术后出血、鼻、喉、口腔局部止血，也可用于血友病的辅助治疗。

4. 作用于血管的止血药： 常用的有垂体后叶素、去甲肾上腺素、生长抑素、卡巴克洛等。

5. 局部止血药： 如氧化纤维素、吸收性明胶海绵和醛基纤维素等，仅用于外伤或手术后渗血的局部止血。

二、凝血酶和蛇毒血凝酶有区别吗?

凝血酶和蛇毒血凝酶适应证均为减少出血和止血,但属于两种不同类别的药物。从成分上来讲,凝血酶是从人或牛血中提取的凝血酶原,药理作用为促使纤维蛋白原转化为纤维蛋白;而蛇毒血凝酶是从特有蛇种中提纯的蛇毒血凝酶,仅有止血作用,不直接影响凝血酶含量。从用法上来讲,凝血酶只能外用和口服,但严禁注射,必须直接接触创面才可起到止血作用;而蛇毒血凝酶可静注、肌注和外用。

三、有文献报道,蛇毒血凝酶具有促凝血功能的同时也具有抗凝血功能,在一些血栓性疾病中也有应用的相关研究。该类药物是如何产生这两种互相拮抗的药理作用的?

这其实是两个问题,对于前者,注射用蛇毒血凝酶对血液系统具有双重作用。但是,注射用蛇毒血凝酶在临床应用的用药剂量范围内合理止血时不可能出现抗凝血作用,其对正常生理性凝血系统无明显影响。

体内存在着止血和抗凝血的双向调节机制,血液凝固和血栓形成的关键是血管内壁的平滑性。注射用蛇毒血凝酶仅在血管破损处、磷脂表面暴露以加速凝血过程而止血,而在完整、平滑的血管内皮中没有促进血小板的聚集作用,单一组分的血凝酶,不激活血管内纤维蛋白稳定因子XIII,因此,其促进生成的纤维蛋白单体所形成的复合物,易被在体内降解而不致血栓形成。所以,蛇毒血凝酶在常规剂量止血时,对正常凝血系统无明显影响。不过,若使用大剂量蛇毒血凝酶,血液中纤维蛋白原被大量降解,纤维蛋白原下降导致凝血异常,起到抗凝效果。

对于后者,蛇毒是成分复杂的混合物,既有促凝成分,也有抗凝成分。提取到促凝成分可以制成蛇毒血凝酶,用于止血,如立芷雪;提取出抗凝成分，制成降纤酶，用于抗栓抗凝，如东菱迪芙。

四、在肝脏手术前，可以预防性使用蛇毒血凝酶吗？手术术后，一般连用几天蛇毒血凝酶？

对凝血功能正常的患者，一般不推荐常规术前预防性使用。对某些凝血障碍或预计手术创面较大者，可术前 15~30 分钟静脉或肌内注射蛇毒血凝酶 1~2U。术后可常规预防性使用 1~2 天蛇毒血凝酶预防出血，不建议长期、连续大剂量使用。

五、胆道出血的患者，可以使用蛇毒血凝酶吗？

对于少量胆道出血患者可以常规使用，但急性或血管源性胆道出血建议早期手术或介入治疗等方式积极处理。

六、该药对静脉和动脉出血的止血效果是否相同？

蛇毒血凝酶仅可用于小血管渗血和静脉出血及术中术后辅助止血，动脉、大静脉受损的出血，必须及时外科手术处理。

七、对于门脉高压导致上消化道出血的患者，可否口服蛇毒血凝酶止血？

可通过胃管注入或直接口服局部给药。有文献指出，局部给药与静脉给药比较总有效率差异无统计学意义，但局部给药组可缩短出血时间及减少输血量。故胃内注入或口服蛇毒血凝酶局部给药治疗上消化道出血效果优于静脉注射用药。

八、合并心梗、脑梗高危因素，并服用抗凝药物患者，出血时可否使用蛇毒血凝酶？

蛇毒血凝酶含有类凝血酶，通过水解纤维蛋白原使其变为纤维蛋白而增强机体凝血功能。因此与阿司匹林类抗血小板药物作用机制不同，但与华法林类药物相拮抗。但抗凝药物会使本品作用降低。值得注意的是，虽无关于血栓的报道，为安全计，有血栓病史者仍禁用蛇毒血凝酶制品。

九、蛇毒血凝酶可以用于预防儿童消化道出血吗？

目前该类药物用药说明书中未涉及特殊给药人群具体剂量和用药安全性。儿童给药剂量可参考本指南特殊人群用药。

十、蛇毒血凝酶可以用于预防白血病儿童出血吗？

蛇毒血凝酶含有类凝血酶和类凝血激酶，通过水解纤维蛋白原使其变为纤维蛋白而增强机体凝血功能，与白血病出血机制拮抗。此外，蛇毒血凝酶不建议反复长期使用，因此无法预防白血病出血。

十一、蛇毒血凝酶在预防产后出血中如何使用？

目前有文献报道，为预防产后出血，可在胎盘娩出后采用蛇毒血凝酶纱条宫腔填塞术止血。或于剖宫产术前 15 分钟及术后第 1 天分别应用蛇毒血凝酶。

十二、蛇毒血凝酶是否可以在肝肾功能不全的患者中使用？

肝肾功能异常引起出血倾向的患者，血中缺乏血小板或某些凝血因子（如凝血酶原）时，蛇毒血凝酶没有代偿作用，宜在补充血小板或缺乏的凝血因子，或输注新鲜血液的基础上应用本品。肾功能不全引起纤溶亢进的患者则禁用本品。

十三、注射用蛇毒血凝酶可与抗生素一起使用吗？

最好不要与其他药物同时静脉注射，因为其说明书上有"目前尚无与其他药物相互作用的报道，但为防止药效降低，不宜与其他药物混合静注。"说明书是药品合理运用的重要参考依据，所以建议不要同时用，如果确实需要两者的药效治疗的话，建议抗生素和蛇毒血凝酶间隔使用。同时，亦有蛇毒血凝酶与头孢菌素类抗生素联用增加过敏反应风险的报道。

十四、奥曲肽与蛇毒血凝酶同用的影响？

未见文献报道有特殊影响，但为安全计，不推荐蛇毒血凝酶与其他药物合用。

十五、蛇毒血凝酶除了可以静注使用外，还可以有其他给药方式吗？

蛇毒血凝酶含有类凝血酶和类凝血激酶，通过水解纤维蛋白原使其变为纤维蛋白而增强机体凝血功能。因此静注的效果最好。文献回顾发现，临床医生还将蛇毒血凝酶还可用于肌内注射、局部给药，起到了良好的止血效果。

十六、说明书上要求缺乏血小板或某些凝血因子时，宜在补充血小板和缺乏的凝血因子或输注新鲜血液的基础上应用。那该药应在补充上述血制品之后多久应用？

应当实时进行凝血检查，待血液中血小板或某些凝血因子（如凝血酶原）恢复或接近正常时应用本品。

十七、在大出血抢救时，蛇毒血凝酶可以反复使用的极量是多少？

对于大出血患者最高可使用 2U 单次静注，因此加量使用是可行的，但不推荐反复大量使用，较长时间反复大剂量使用注射用蛇毒血凝酶可能导致血浆纤维蛋白原水平下降，因此，推荐临床上短期常规剂量使用该药。

十八、蛇毒血凝酶的主要代谢途径？

蛇毒血凝酶代谢机制研究较少，已有研究结果提示皮下注射及肌内注射血凝酶可被吸收，被吸收的或从静脉输入血循环的蛇毒血凝酶能与血浆α2-巨球蛋白逐渐结合成无活性的复合物，迅速地从血循环消失而出现于肝、脾、肾中，提示有可能是被其中的单核-巨噬细胞系统摄取、代谢，其代谢产物由肾脏慢慢地排泄，需 3~4 天才能全部消除。

十九、对于凝血象有问题的患者，可否使用蛇毒血凝酶？

有出血倾向的患者，血中缺乏血小板或某些凝血因子（如凝血酶原）时，蛇毒血凝酶没有代偿作用，宜在补充血小板或缺乏的凝血因子，或输注新鲜血液的基础上应用本品。纤溶亢进的患者则禁用本品。

二十、蛇毒血凝酶在手术中使用时机如何选择？

对凝血功能正常的患者，一般不推荐常规术前预防性使用。对某些凝血障碍或预计手术创面较大者，可术前 20 分钟静脉或滴注蛇毒血凝酶 1~2U。术后 1~2 天可继续应用蛇毒血凝酶防止渗血。

二十一、当患者术中或术后出现 DIC 时，可否使用蛇毒血凝酶？

不能使用。

二十二、蛇毒血凝酶是否存在长期不良反应？

目前未见文献报道存在长期不良反应。

二十三、如患者曾在输注过程中出现轻微过敏现象，未来是否可再次使用？

为安全计，不建议再次使用。

二十四、对鱼虾蛋白过敏的患者是否会增加对蛇毒血凝酶过敏的可能？

为安全计，不建议使用。

二十五、如术后出现肺栓塞，如何证实与术中应用止血药物无关？

术后出现肺栓塞原因非常复杂。目前从临床应用调查表明，蛇毒血凝酶应用引起血栓的报道非常罕见。尤其是单一组分的苏灵无致血栓风险。但为避免临床风险，有发生血栓倾向的患者尽量不用蛇毒血凝酶。

二十六、有术中出现过敏反应的报道，而且发病急，血流动力学波动大，其与哪些因素有关？如何预防和处理？

蛇毒血凝酶的过敏性休克反应多发生于用药后10分钟以内，一旦发生过敏性休克应立即停药并积极处置，平卧吸氧，保持呼吸道通畅，吸氧，予肾上腺素升压，以及给予地塞米松，并做好心肺复苏及气管插管准备。

二十七、蛇毒血凝酶会引起过敏性休克吗？

注射用蛇毒血凝酶是一种安全有效的止血药物，但根据文献报道对于部分患者，该药有头晕、胸闷、面部潮红、冒冷汗等不良反应，个别患者甚至会出现严重的过敏性休克，可导致死亡。据统计大部分的过敏性休克发生在过敏原作用5分钟以内，为急性过敏性休克，若不及时处理，可危及生命。因此，要求医务人员在临床使用前应详细询问病人有无药物过敏史，严格掌握药物的禁忌证，尽量不与其他药物混合使用，静脉注射应缓慢推注，在用药过程中及用药后应密切观察患者，一旦发生过敏反应应及时抢救。

二十八、蛇毒血凝酶直接在神经外科手术中用于创面止血，是否对神经细胞的功能有影响？

目前尚无文献支持。

二十九、使用蛇毒血凝酶会增加患者下肢深静脉血栓形成的风险吗？

从蛇毒血凝酶作用机制分析，蛇毒血凝酶不会增加患者下肢深静脉血栓形成的风险。然后，通过查阅数据库，发现多篇文献报道过此类研究，得出比较一致的结论：术中应用蛇毒血凝酶对患者凝血功能无影响，不会增加术后下肢静脉血栓形成的发生率，与术后下肢静脉血栓形成无相关性，但可能会促进纤溶活性，需要引起临床医师注意。

三十、蛇毒血凝酶在恶性肿瘤患者中使用应该注意什么？

对于肿瘤引起的并发症，参照相关回答（如凝血，出凝血情况紊乱等），针对肿瘤患者本身无特殊禁忌。

三十一、应用蛇毒血凝酶是否需要补充维生素 K 或白蛋白等？

蛇毒血凝酶含有类凝血酶和类凝血激酶，通过水解纤维蛋白原使其变为纤维蛋白而增强机体凝血功能。因此，当血中缺乏血小板或某些凝血因子，不能使用蛇毒血凝酶止血。而本身无凝血功能障碍的患者则无需特殊补充维生素 K 或白蛋白。

（季 楠 翟所迪 李光耀）

参考文献

［1］张志晓，谢振锋，胡挺松．蛇毒中药物成分的研究进展及其临床应用．西南国防医药；2015：100-102.

［2］贾艳，胡延春，张乃生．蛇毒的毒性成分及其应用研究．蛇志；2004：23-32.

［3］王艳妮，鲍毅新．蛇毒的研究进展及其在医药领域的应用．浙江师范大学学报（自然科学版）；2012：189-194.

［4］李曙，吴超，高红亮．蛇毒有效成分的药理研究进展及其临床应用．中国临床药理学与治疗学；2016：1191-1195.

［5］林奕心，余晓东，和七一．蛇毒类凝血酶研究进展．重庆师范大学学报（自然科学版）；2009：27-32.

［6］潘梦垚，王凯英．蛇毒血凝酶研究进展和在临床应用安全性评价．生物技术世界；2012：4-7.

［7］郑颖，沈居仁，范泉水．蛇毒血凝酶的比较．蛇志；2008：218-219.

［8］符民桂，管锦霞，余清声．蛇毒类凝血酶的研究进展．血栓与止血学杂志；1996：88-90.

［9］陈小飞，马海泉，赵冠人．蛇毒类凝血酶的研究现状．中国药物应用与监测；2007：51-54.

［10］薛雁，李九翔，王宏英．蛇毒类凝血酶的研究进展．蛇志；2009：120-123.

［11］刘玉超，周东，李谦，等．Agacutase体外水解牛纤维蛋白原机制的研究（英文）．药物生物技术；2012：110-112.

［12］朱龙祥，王晴川，刘广芬．尖吻蝮蛇毒凝血酶样酶的药代动力学．

中国药理学与毒理学杂志；1987：353-356.

[13] 郑颖，沈居仁，张富强．尖吻蝮蛇血凝酶N末端序列测定及其止血活性分析．中国药科大学学报；2008：365-367.

[14] 李家祺，李谦，唐松山，等．蛇毒类凝血酶基因工程的研究进展．药物生物技术；2013：167-170.

[15] 张洪基，肖昌华，唐绍宗，等．尖吻蝮（Agkistrodon acutus）蛇毒的分离及其生物活性的研究．动物学研究；1980：157-162.

[16] 王俊杰．一种新的尖吻蝮蛇类凝血酶的结构和功能研究［硕士论文］：第二军医大学学报；2009.

[17] 王超众，程速远，王萌萌．RP-HPLC法测定注射用尖吻蝮蛇血凝酶的含量．药物分析杂志；2013：22-25.

[18] 邓沁，吴忠，彭维，等．尖吻蝮蛇凝血酶分离纯化新工艺研究．中山大学学报（自然科学版）；2016：161-164.

[19] 程速远，王超众，李晶．注射用尖吻蝮蛇血凝酶含量测定方法研究．中国生化药物杂志；2012：750-753.

[20] 石光．尖吻蝮蛇血凝酶药效评价及其作用机制的研究［硕士论文］：南方医科大学学报；2011.

[21] 黄莹．尖吻蝮蛇血凝酶的生化及免疫学特性研究［硕士论文］：南方医科大学学报；2013.

[22] 承新，许贞玉，刘庆都．尖吻蝮蛇毒内一种新的抗血小板凝集蛋白agkisacutacin的纯化及其性质．生物化学与生物物理学报；2000：653-656.

[23] 胡建国．尖吻蝮蛇毒药理作用的研究进展．中医学报 2013：74-76.

[24] 唐松山，唐治华，李红枝，等．尖吻蝮蛇蛇毒类凝血酶Agacutin的亚基的拆分和氨基酸残基测序．广东药学院学报；2009：392-396.

[25] 唐松山，王晓华，张娟辉．新的尖吻蝮蛇蛇毒类凝血酶Agacutin止血作用的实验研究．中国临床药理学与治疗学；2005：781-786.

[26] 石光，庞建新，孔焕育．尖吻蝮蛇血凝酶药效评价及其作用机制．中国新药杂志；2010：1706-1709.

[27] 米鹏程，黄莹，孔焕育．尖吻蝮蛇血凝酶止血作用的机制．中国新药杂志；2013：1315-1319.

[28] 高涌，龙启才．尖吻蝮蛇毒类凝血酶在兔体内的药代动力学研究．广州医学院学报；1999：5-9.

[29] 吕慧敏，李长龄，董金婵．尖吻蝮蛇凝血酶的止血作用及其作用机制的研究．中国实验血液学杂志；2008：883-885.

[30] 王睿，方翼，裴斐．静脉注射尖吻蝮蛇血凝酶I期临床耐受性研究．中国药学杂志；2005：131-133.

[31] 王睿．单剂静注尖吻蝮蛇血凝酶在中国健康志愿者的药代动力学．中国临床药理学杂志；2006：422-425.

[32] 欧光武，李威．尖吻蝮蛇类凝血酶的研究现状．中国医药导报；2010：9-11.

[33] 周俊杰，黄宗海，俞金龙．注射用尖吻蝮蛇凝血酶Ⅱa期临床应用研究．南方医科大学学报；2007：644-646.

[34] 于明帅，张科．尖吻蝮蛇血凝酶临床止血作用及安全性研究进展．四川医学；2015：106-108.

[35] 陈晨，魏双江．尖吻蝮蛇血凝酶对体外循环围术期凝血指标的影响．中国医院用药评价与分析；2011：925-927.

[36] 韩晶．甲状腺切除术应用尖吻蝮蛇血凝酶的止血效果．中国临床研究；2015：209-211.

[37] 吕骅，朱明炜，许静涌．尖吻蝮蛇血凝酶对甲状腺手术创面的止血作用研究．中华普通外科杂志．2014：383-386.

[38] 陈玲，李焕德，唐方．尖吻蝮蛇凝血酶治疗消化性溃疡出血的有效性和安全性评价．现代生物医学进展；2016：1490-1493.

[39] 欧光武，李威．尖吻蝮蛇凝血酶对手术切口止血有效性及安全性的

临床研究. 现代生物医学进展；2010：274-276.

[40] 罗彬，杨健. 尖吻蝮蛇血凝酶在腹部手术中的应用研究. 中国医药指南；2015：19-20.

[41] 宋国洲，郭庆夺，牛志强，等. 尖吻蝮蛇血凝酶用于鼻内镜手术患者止血的效果. 中国当代医药；2012：75-76.

[42] 张房伯. 蛇毒血凝酶在腹部手术中的应用研究. 实用心脑肺血管病杂志；2011：443-444.

[43] 韦军民，朱明炜，张忠涛. 尖吻蝮蛇血凝酶对腹部手术切口止血作用的有效性和安全性. 中国新药杂志；2007：1126-1129.

[44] 周玉梅，周舰，张景宇. 尖吻蝮蛇血凝酶在泌尿外科手术中止血的疗效观察. 中国医院用药评价与分析；2014：60-62.

[45] 张志伟，韩瑞花. 蛇毒血凝酶在剖宫产术中的应用. 实用医技杂志；2006：953-954.

[46] 施君，狄文，喇端端，等. 注射用尖吻蝮蛇血凝酶对妇产科出血止血效果及安全性研究. 中国实用妇科与产科杂志；2014：64-66.

[47] 雷翠蓉. 尖吻蝮蛇血凝酶用于子宫颈环形电切术治疗宫颈疾病止血效果观察. 中国药业；2014：81-82.

[48] 甘国胜，王庆利，吴明春. 巴曲亭在神经外科手术中止血作用的临床研究. 中国临床神经外科杂志；2005：257-259.

[49] 何黎明，刘保国，陈招，等. 注射用白眉蛇毒血凝酶在创伤性脑损伤患者围术期中的应用. 实用临床医药杂志；2016：11-14.

[50] 高玉松，扈俊华，罗新名. 尖吻蝮蛇血凝酶联合奥美拉唑治疗重型颅脑损伤继发的应激性胃粘膜病变的疗效观察. 中国临床神经外科杂志；2015：295-296.

[51] 郭娜，韩晟，管晓东. 神经外科手术应用尖吻蝮蛇血凝酶的经济性研究. 中国药房；2016：163-165.

[51] 解春艳，赵振龙，米颖. 尖吻蝮蛇血凝酶对股骨干骨折术中出血的

影响.中国药业;2013:24-25.

[53] 兰晓倩,马凌悦,路敏.尖吻蝮蛇血凝酶在老年患者骨科手术中安全性评价.中国临床药理学杂志;2016:273-275.

[54] 柳晓杰.立芷血在烧伤整形手术中的止血效果分析.医学信息(中旬刊);2011:2049.

[55] 刘鹏.局部应用立芷血在烧伤手术中的应用.医药导报;1999:263.

[56] 高华,张科验,孙堂卿.巴曲亭用于烧伤切削痂创面止血效果的临床观察.中国现代手术学杂志;2005:419-421.

[57] 管朝勇,苗振华.尖吻蝮蛇血凝酶在鼻内镜手术中止血效果观察.人人健康;2016:33.

[58] 张丽,陈金湘,李海云.使用尖吻蝮蛇血凝酶对行扁桃体切除术患者进行术后止血的安全性评价.当代医药论丛;2016:100-101.

[59] 张坤,许斌,张宏义,等.尖吻蝮蛇血凝酶(苏灵)在经鼻蝶垂体瘤切除术后的疗效观察.现代预防医学;2013:1576-1578.

[60] 袁伟,陈曦,刘娅,等.尖吻蝮蛇血凝酶在耳鼻咽喉头颈外科手术中的安全性评价.中国医药导刊;2015:366-368.

[61] 孔勇刚,王燕,陶泽璋,等.尖吻蝮蛇血凝酶在慢性鼻窦炎鼻内镜术中的止血效果观察.中国中西医结合耳鼻咽喉科杂志;2012:39-41.

[62] 李惠玲,马新春,张英,等.尖吻蝮蛇血凝酶对高原地区老年人鼻出血的治疗效果.中国当代医药2012:71-72.

[63] 钱永跃,徐卫华,杨文涛,等.血凝酶在心胸外科手术中的应用.中国新药与临床杂志2004:387-389.

[64] 刘晓明,刘季春,喻本桐,等.注射用血凝酶在胸外科手术后的止血效果观察.昆明医学院学报;2009:108-110.

[65] 陈玲,李焕德,唐方,等.尖吻蝮蛇凝血酶治疗消化性溃疡出血的有效性和安全性评价.现代生物医学进展;2016:1490-1493.

[66] 陈美丽，胡凯．注射用血凝酶保留灌肠治疗下消化道出血疗效观察．淮海医药；2016：104-106.

[67] 易涛平，邱祖龙．蛇毒血凝酶治疗肺结核大咯血临床观察．中国社区医师（医学专业）；2012：45.

[68] 吕华亮，谭世繁．雾化吸入蛇毒血凝酶治疗支气管扩张并咯血效果观察．当代医学；2014：36-37.

[69] 张宏伟，于晓锋，董耀众，等．超声雾化吸入尖吻蝮蛇血凝酶和凝血酶治疗咯血．临床肺科杂志；2012：826-828.

[70] 徐建强，孙乐科．机械通气联合蛇毒血凝酶治疗新生儿肺出血的疗效．南昌大学学报（医学版）；2011：78-80.

[71] 徐丽，唐文燕，谭玮．机械通气联合蛇毒血凝酶治疗新生儿肺出血的疗效观察．湖北民族学院学报（医学版）；2014：52-54.

[72] 李书丽．蛇毒血凝酶注射液疗新生儿消化道出血疗效观察．中国医药导报；2008：56.

[73] 李韶芳，贾文平．两种途径给予尖吻蝮蛇血凝酶用于老年患者行单髋关节置换止血的临床效果观察．河北医药；2015：1386-1387.

[74] 李峰，钱自亮，王亚平．尖吻蝮蛇血凝酶减少老年病人全髋关节置换术出血量的临床研究．大家健康（学术版）；2012：7-8.

[75] 朱延安，金剑英，张法标，等．蛇毒血凝酶注射液对老年外科止血的临床效果探讨．中国生化药物杂志；2014：100-102.

[76] 翁剑武，邱陆芬．尖吻蝮蛇血凝酶用于老年腹部手术患者切口止血的疗效．中国老年学杂志；2013：5175-5176.

[77] 张力伟．临床路径释义·神经外科分册．北京：中国协和医科大学出版社．2015.

[78] 王杉．临床路径释义·普通外科分册．北京：中国协和医科大学出版社．2015.

[79] 田伟．临床路径释义·骨科分册．北京：中国协和医科大学出版

社.2015.

[80] 孙颖浩.临床路径释义·泌尿外科分册.北京：中国协和医科大学出版社.2015.

[81] 李单青.临床路径释义·胸外科分册.北京：中国协和医科大学出版社.2015.

[82] 郎景和.临床路径释义·妇产科分册.北京：中国协和医科大学出版社.2015.

[83] 韩德民.临床路径释义·耳鼻咽喉科分册.北京：中国协和医科大学出版社 2015.

[84] 白雪，杜峻峰，苑树俊.手术后应用尖吻蝮蛇血凝酶止血的安全性评价.中国临床药理学杂志；2011：255-258.

[85] 赵珊珊，李静.注射用蛇毒类血凝酶制剂的不良反应文献分析.中国医院药学杂志；2015：2227-2230.

[86] 周莹.应用尖吻蝮蛇血凝酶止血的有效性和安全性评价.海峡药学；2013：234-235.

缩略词

AHH	急性高容性血液稀释
BPH	前列腺增生
CH	硝酸甘油
CHD	先天性心脏病
CPB	体外循环
CIN	宫颈上皮内瘤样病变
EDTA	二乙胺基四乙酸
FPA	血纤肽 A
FPB	血纤肽 B
FXA	磷脂依赖性凝血因子 X 激活物
HK	高分子激肽释放酶
IMBC	肌层浸润性膀胱癌
K	激肽释放酶
LEEP	宫颈环形电极切除术
NIMBC	非肌层浸润性膀胱癌
PD	药效学
PF3	血小板因子 3
pI	等电点
PK	药代动力学

PK	前激肽释放酶
PL	磷脂
PMSF	苯甲基磺酰氟
WHO	世界卫生组织
SVTLEs	蛇毒血凝酶